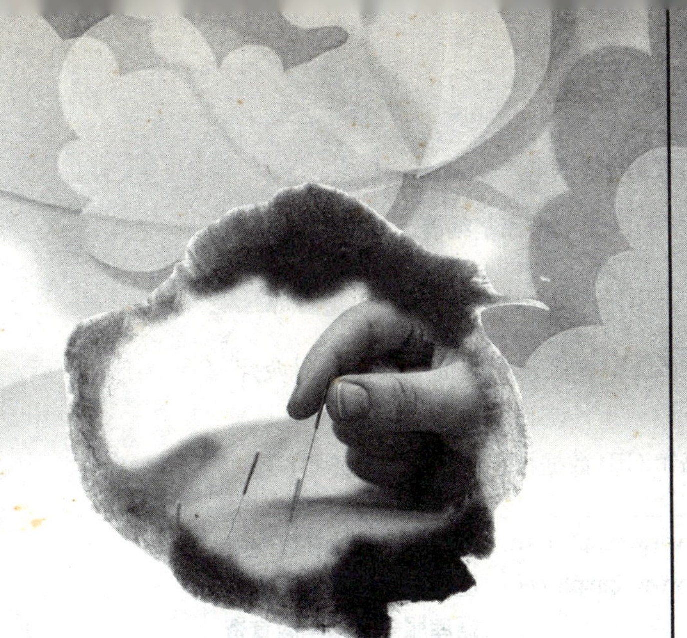

针灸治疗痛症

王茵萍 朱伟坚 编著

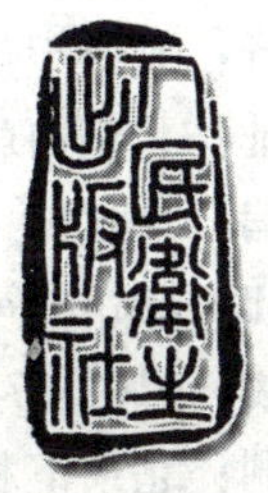

人民卫生出版社

图书在版编目(CIP)数据

针灸治疗痛症/王茵萍，朱伟坚编著. —北京：人民卫生出版社，2014

ISBN 978-7-117-20175-9

Ⅰ.①针… Ⅱ.①王… ②朱… Ⅲ.①疼痛－针灸疗法 Ⅳ.①R246.1

中国版本图书馆 CIP 数据核字(2015)第 005351 号

人卫社官网	**www.pmph.com**	**出版物查询，在线购书**
人卫医学网	**www.ipmph.com**	**医学考试辅导，医学数据库服务，医学教育资源，大众健康资讯**

针灸治疗痛症

编　　著： 王茵萍　朱伟坚
出版发行： 人民卫生出版社（中继线 010-59780011）
地　　址： 北京市朝阳区潘家园南里 19 号
邮　　编： 100021
E - mail： pmph @ pmph. com
购书热线： 010-59787592　010-59787584　010-65264830
印　　刷： 北京汇林印务有限公司
经　　销： 新华书店
开　　本： 710×1000　1/16　**印张：** 10
字　　数： 184 千字
版　　次： 2015 年 2 月第 1 版　2015 年 2 月第 1 版第 1 次印刷
标准书号： ISBN 978-7-117-20175-9/R・20176
定　　价： 25.00 元
打击盗版举报电话：010-59787491　E-mail：WQ @ pmph. com
（凡属印装质量问题请与本社市场营销中心联系退换）

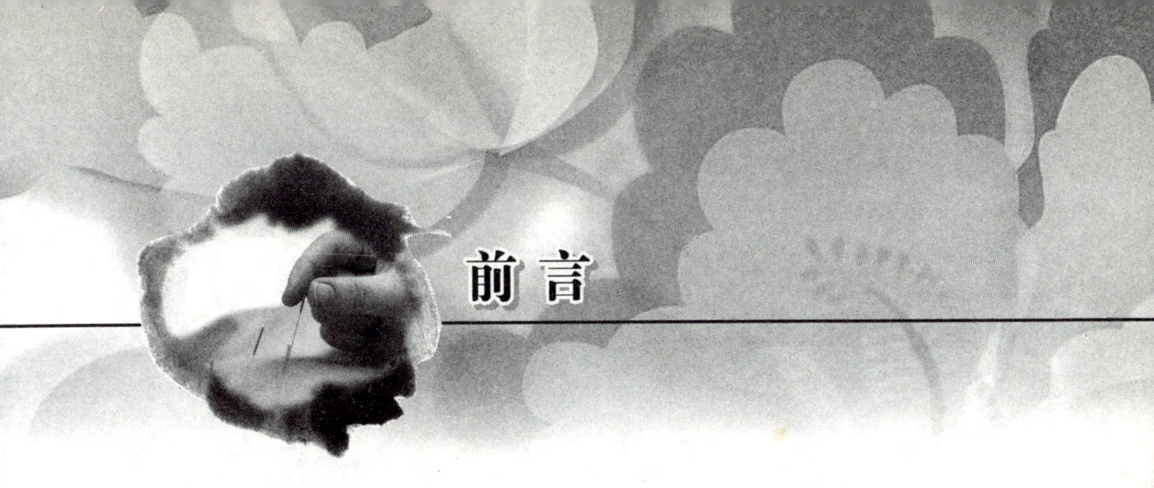

前言

疼痛是最令人痛苦的症状之一，与疾病的发生、发展、变化、预后转归有着密切关系，广泛存在于各种疾病过程中。针灸治疗临床痛症历史悠久，从《黄帝内经》开始，对疼痛的机制、症状已有深刻的描述，历代在痛症的理论及针灸的方法方面又有很多丰富与创新。至 20 世纪 70 年代初，以针刺麻醉为契机，针灸镇痛进入了现代研究推广的新阶段。目前，古老的针灸治痛已被全世界越来越多的国家所普遍接受。

大量的临床和实验资料证实针灸具有良好的止痛效果。对于头痛、牙痛、三叉神经痛、坐骨神经痛、肋间神经痛、胃痛、胆绞痛、肾绞痛、痛经、产后宫缩痛、手术后疼痛等各种痛症，针灸均有明显作用。近年来，随着耳针、浮针、腹针、头皮针、眼针等各种新疗法的兴起，针灸治痛的适应证更为广泛。针灸镇痛的机制研究也是针灸效应研究中最为深入与广泛的一个部分。研究显示，针刺能通过中枢与外周神经及内分泌等多种途径产生镇痛效果。不但能明显提高痛阈，而且能延长止痛效应时间。

与其他止痛方法相比，针灸具有止痛与治痛相结合，效果快捷，简便经济、适应证广、安全无副作用，且无成瘾性的诸多优点。因而受到临床普遍欢迎。本书阐述了临床常见痛症的针灸处理方法，力求介绍最新与最实用研究成果。在每一种痛症的针灸治疗后另附按语，希望对针灸的作用特点与使用注意有更好的理解。

由于作者水平有限，本书中存在不少不足之处，敬请同道指正。

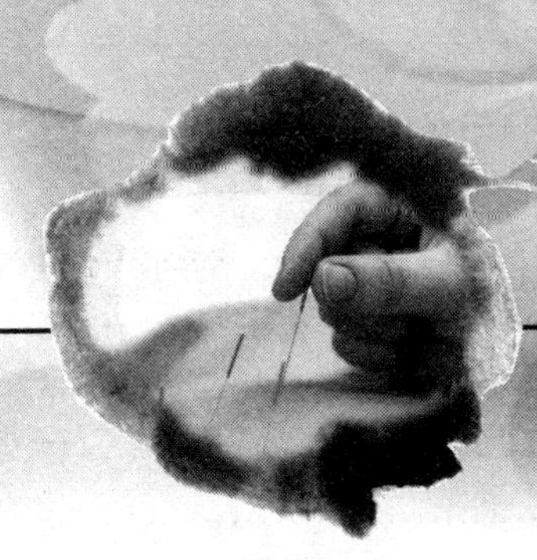

目录

总　　论

各　　论

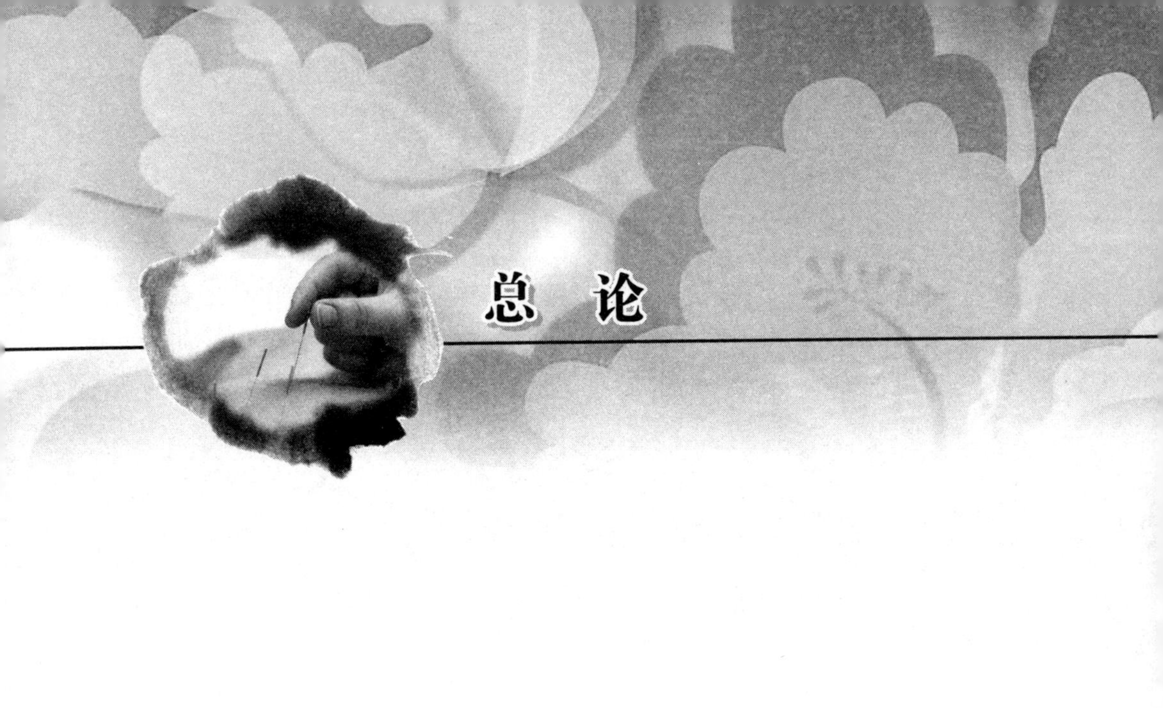

总 论

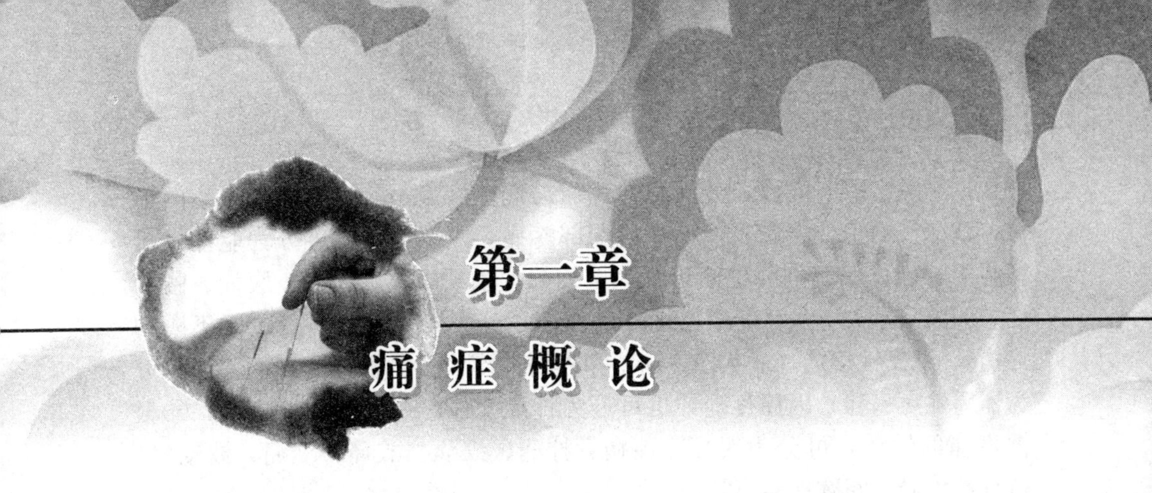

第一章 痛症概论

第一节 疼痛的概念

疼痛是许多疾病的主要症状，其概念比较复杂。“疼痛是一种令人不快的感觉和情绪上的感受”（国际疼痛研究会 1979 年语），它与疾病的发生、发展、变化、预后转归都有着密切关系。疼痛广泛存在于各种疾病过程中，所谓“十病九痛”。疼痛的发生是身体遭受某种伤害性刺激后人体功能防御系统的反应信号，说明人体某部组织器官或脏腑、神经等正遭受致病因素的侵害，导致气血运行不畅，功能失调而加重病情。特别是剧烈的或长期慢性疼痛，会使人体组织器官、系统的功能进一步紊乱，是对人体有害的刺激因素，形成恶性循环。疼痛是最令人痛苦的症状之一，有时疼痛比疾病本身更可怕，它可以摧毁人的意志，以致有人宁愿死掉也不愿忍受疼痛的折磨。因此，从古至今，国内外医者先贤都在努力研究其病因病机，预防和治疗各种疼痛。

中医学认为疼痛是由于气血不通则痛，气血虚少不荣亦痛。从《黄帝内经》开始，对疼痛的机制、症状已有深刻的描述。如《素问·举痛论》：“寒气入经而稽迟，泣而不行，客于脉外则血少，客于脉中则气不通，故卒然而痛。”说明“血少”或“气不通”皆可导致急性疼痛。《灵枢·周痹》：“风寒湿气，客于外分肉之间，迫切而为沫，沫得寒则聚，聚则排分肉而分裂也，分裂则痛”，说明外邪侵袭肌肉组织，影响津液环流而压迫肌肉组织引起疼痛。

第二节 疼痛的种类

关于疼痛的分类，可以根据疼痛的部位、性质分类，也可根据疼痛的病因分类，但是没有一种分类方法全面而又合理。一般有以下几种分类法：

①根据疼痛性质与病程，分为急性疼痛与慢性疼痛；②根据疼痛发生的部位，就深浅而论分为浅表性疼痛与深部疼痛，深部疼痛又可分为躯体性疼痛与内脏痛；就解剖部位而论分为头面痛、颈项痛、胸胁痛、腹痛、腰背痛、四肢痛及关节痛；③根据疼痛的原因，分为原发性疼痛（原因不明的疼痛）、继发性疼痛（症状性疼痛）和外伤性疼痛；④根据疼痛的本质，分为器质性疼痛和心因性疼痛，也可分为神经源性疼痛和肌源性疼痛；⑤根据疼痛的性质，可分为锐痛、钝痛、拧痛、绞痛、酸痛、跳痛、波动痛、持续性疼痛、间歇性疼痛等。

另外，还可分为病理性疼痛与实验性疼痛。

第三节　疼痛的性质

一、酸　痛

《内经》中有“足胫酸痛……痟酸痛甚（《素问·刺疟》）的记载。从中可以看到酸痛多发生于四肢、躯干，是一种痛不剧烈，而伴有痛处发酸，感觉无力的疼痛表现，多见于虚性病理变化。

二、重　痛

重痛是疼痛兼有沉重感，多出现在头部和四肢，《灵枢·癫狂》有：“癫疾始生，先不乐……头重痛。”《素问·至真要大论》也指出：“太阳之复……头顶痛重。”重痛多由脾运失职，湿邪阻滞所致。

三、满痛和痛胀

这是一种兼有胀满感的疼痛，多见于胸、胁、腹等部位，如“胁胀痛”、“腹满痛”、“脘腹胀痛”等，《灵枢·胀论》中有：“胆胀者，胁下痛胀。”满痛和痛胀主要责之于气机受阻，因气不通致痛。

四、绞　痛

据《辞海》解释：绞者，“网物相交，而被之，使之紧也”。《中国医学大辞典》解释绞痛："痛之甚，如绳索之相绞也"，可见绞痛是一种剧烈的疼痛，多发生于内脏器官。《素问·至真要大论》有："少腹绞痛"的记载。绞痛一般由寒邪内袭，或有形寒邪内停，如瘀血、痰浊所致。

五、扭　痛

扭痛是一种与经筋有关的疼痛，如《灵枢·经筋》指出，"足太阳之筋……其病……腋支缺盆中纽痛"。扭痛者，筋掣而痛也，即筋脉抽掣而痛。但临床上扭痛往往只是感觉筋脉抽掣而痛，并看不到筋脉的抽动，例如："阴器扭痛"仅仅是自觉阴器抽掣疼痛，但在视觉上看不到抽动。现在的"三叉神经痛"也属这一类。

六、痞　痛

即感觉心下有痞块堵塞作痛，多发生于心下胃脘之处。《内经》有气"下痞痛"之记载，此痛多由有形之邪停于心下胃脘之处，影响气机升降所致。

七、涩　痛

涩者，不滑也，往来不利是为涩。涩痛即痛而痹涩，《内经》曰："其病前后涩痛"。是感觉胸背之间气之运行受阻，往来涩滞，欲行不能，产生窒闷性的疼痛，多由血运滞涩不畅所致，如胸痹之痛状。

八、支　痛

支痛是感觉似有物横撑其中的胀痛，多见于胁部，《素问·标本病传论》有："肚支痛"、"两胁支痛"、"胁支满痛"的记载。此种疼痛多责于肝胆疾患。《素问·六元正纪大论》云："厥阴所至，为支痛。"即胃脘部疾患。

九、切　痛

切痛是指肠中病变之疼痛，其痛剧烈如刀切之状，故称为"切痛"。此外，"切痛"还有急切之特点。多发生于肠道，是肠中气机不通所致。

十、引 痛

引痛是指两个以上的部位互相牵引作痛。如《素问·脏气法时论》记有："胁下与腰相引痛"，"两胁下痛引少腹。"《素问·缪刺论》记载："邪客于足太阳之脉络……令人拘挛背急，引胁而痛"，《素问·举痛论》记载"背与心相引而痛"。所谓相牵引作痛，应从两种情况来理解。一种是疼痛发作时两处同时疼痛，而且两个痛处有牵引的感觉。另一种情况是一处先痛，其痛感传至另一处，即所谓放射痛，如肝胆疾患放射到肩背。

十一、跳 痛

跳痛是一种有节律的跳动性疼痛。《内经》将此描述为："痛如小锤居其中"，多见于痈肿疮疡脓成时及肝阳上亢之证，如两太阳穴处跳痛。

十二、刺 痛

《内经》形象地描述为"痛如似锥针刺"，此种疼痛多发生于瘀血出现的局部，痛处固定不移，伴有一系列的瘀血或缺血表现，如真心痛。

十三、掣 痛

掣者，牵线也，掣痛即身体或手足的筋脉牵掣作痛，病变多发生于筋脉，咎其病本，责于肝，筋脉失养所致。

第四节 疼痛的时间

一、卒 痛

指疼痛突然发作，来势迅猛，一般疼痛比较剧烈，多见于寒证性疼痛，有时此种疼痛也称为疾痛、痛急、暴痛。

二、缓 痛

指疼痛渐渐而来，或始终隐隐而痛，多见于久病，虚证之中，为气血不足，温煦失调而痛，或徐徐加重，或时痛时止。

三、时 痛

即疼痛过程中时作时止，不是持续疼痛不缓解，而是阵发性疼痛，此种疼痛多见于气滞性疼痛或虚性疼痛。

四、乍 痛

乍者，“暂也”“忽也”，即疼痛发作突然，时间短暂，移时复痛，与时痛相比，虽然都归阵发性疼痛，但比时痛维持时间更短，起病急剧。

五、持 续 痛

即痛甚不休，无缓解之时，多为瘀血所致。

第五节 疼痛的范围

一、搐 痛

搐者，积聚也，搐痛即聚痛，《灵枢经白话解》提出搐痛是形容疼痛集中于一处，为局限性疼痛，多见于瘀血、痰湿等有形实邪凝聚于某处之症。

二、偏 痛

即偏于一侧疼痛，是身体对称部位的某一侧发生疼痛，如《灵枢·刺节真邪》所载“脉偏痛”，《灵枢·本脏》亦载“胸偏痛”。偏痛属气血不调，营卫不和，阴阳失调所致。

三、皆 痛

皆痛是指身体若干部位都痛。如《素问·本病论》载："肢体皆痛"。《灵枢·经脉》记载"足少阴之筋……所过结者皆痛"，《灵枢·经脉》又载："项、背、腰、尻、腘、腨、脚皆痛"。属于多发性关节痛。

四、尽 痛

尽者全也，指周身疼痛。如《灵枢·经脉》所记："身尽痛"，《素问·长刺节论》所载"肌肤尽痛"。一般多见于血虚受风的患者。

五、窜 痛

即痛无定处，游走不定，如《素问·刺热论》中记有"痛走胸膺背"，即疼痛走窜于胸背之间。再如：痹证中之行痹是典型的游走性疼痛，此类疼痛大多由于风邪侵袭所引起。

第六节 痛处的形态以及程度、喜恶

一、痛处的形态

（一）坚痛

痛处按之坚硬。如《素问·骨空论》云："缺盆骨上切之坚痛"。坚痛多属于实证，为有形实邪积聚于某处，使气血结聚所致。

（二）肿痛

肿痛，为疼痛局部肿胀，或红或肤色不变，如疮疡局部红肿热痛。关节扭伤，关节周围肿胀疼痛等。肿痛多由于局部血脉瘀阻或局部组织水肿造成。

二、痛的程度

（一）小痛

即疼痛较轻或轻微疼痛，程度不是很重。如《素问·刺疟论》中提到

“身体小痛”即身体微痛之意。

（二）痛甚

即很痛、极痛、痛剧烈。《内经》中多处载有“痛甚”二字，如《灵枢·厥病》中有“头痛甚”。

（三）痛之喜恶

1. 痛而拒按　疼痛部位不可触及、按压，按之则痛剧，此类疼痛多属实证，如食积内停，胃脘疼痛。

2. 痛而喜按　喜欢按压疼痛部位，按之则痛减，舒适。

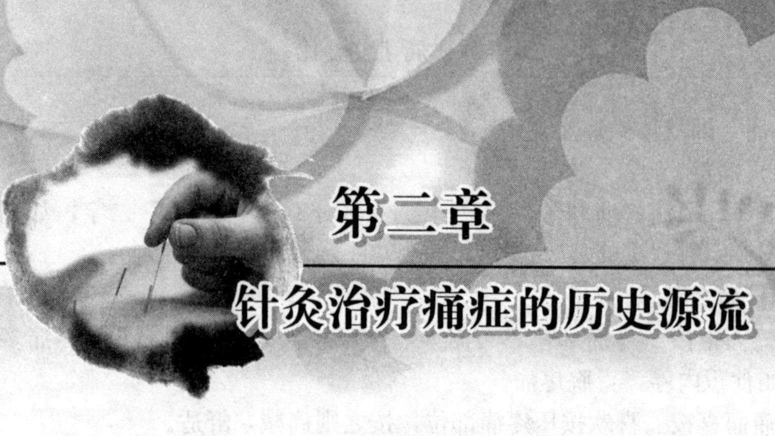

第二章 针灸治疗痛症的历史源流

第一节　针灸治疗痛症的起源

上古时代的人类过着洞穴群居、茹毛饮血的原始生活，生产力十分低下。当他们拿着原始的工具在凹凸不平的原野上追逐猎物，与野兽搏斗时难免会受伤，受伤的部位会产生疼痛。出于本能，用手抚摸受伤部位，疼痛减轻或缓解了；久居湿冷山洞中的人们关节会肿胀疼痛，晒太阳或用火烤一会儿，发现肿胀减轻了，感觉舒服了；吃了生冷不洁的食物容易造成肠胃疾病，腹部会出现疼痛，用带尖的石头按压身体的某一部位能使腹痛停止……类似的例子越来越多，人们发现，某一种方法对一类疼痛有效，对另一类疼痛却无效；按压身体的某一部位，却止住了另一部位的疼痛。随着生产力的提高，为了生存的需要，人群中分化出了原始的医生。其主要工作已经不是生产狩猎，而是为部落首领和其他人治病，或主持与治病有关的仪式，这种情况在当今非洲一些国家的原始部落中仍然存在着。据我国出土的殷墟甲骨文卜辞中记载，殷代宫廷中已经有了专职按摩师，主治腹疾、骨伤疼痛和保健等。传说中上古名医俞附即是一位按摩师。专职医生的出现使人们对治愈病痛有了更高的要求，也促使医生不断提高自己的诊疗水平，医生们一方面总结自己的医疗实践经验，另一方面通过社会交流来吸取别人的经验，这些经验随着文字的出现而被记录下来。由于古代保存技术有限和战火不断，许多珍贵的医书已经散佚，约成书于汉代时期的医书《黄帝内经》，由于其内容博大精深，对中医的理论和治疗具有非常重要的指导意义，在历史长河中一直被保存至今，内容不断丰富，被称为中医经典巨著。

第二节　针灸治疗痛症的发展

《黄帝内经》的出现，标志着中医学已形成了完备的理论。它是一部包括天文、历法、哲学等学科内容的医学巨著，对当时及后世医学起着指导作用，产生了十分深远的影响。《黄帝内经》包括《素问》九卷、《灵枢》九卷，共一十八卷，由于《灵枢》叙述针灸内容较多，故又称《针经》。《内经》中关于疼痛病因的论述以寒邪侵袭较多，如《素问·举痛论》："寒气客于脉外则脉寒，脉寒则缩踡，缩踡则脉绌急，绌急则外引小络，故卒然而痛。""寒气客于肠胃之间，膜原之下，血不得散，小络急引故痛。"指出了寒主收引，脉络受寒气侵袭就发生收缩拘急，局部气血运行不畅而发生疼痛，若进一步发展则气血出现凝滞，脉络壅阻，日久形成痛性肿物，病情加重。风邪和湿邪往往与寒邪相合侵袭人体，造成肌肉筋膜功能不协调而产生疼痛，如《灵枢·周痹》："风寒湿气，客于外分肉之间，迫切而为沫，沫得寒则聚，聚则排分肉而分裂也，分裂则痛。"热邪既可单独致痛，也可与燥邪相合侵入致痛，如《灵枢·痈疽》："阳气大发，消脑留项，名曰脑烁，其色不乐，项痛如刺以针。"是指热邪壅滞于颈项造成痈疖、肿痛。又如《素问·举痛论》："热气留于小肠，腹中痛，瘅热焦渴，则坚干不得出，故痛而闭不通矣。"是指燥热伤津，大肠腑气不通而致痛，后世《伤寒论》阳明腑实证即为此类。

《内经》对疼痛病因的认识偏重于寒邪，在它举出的十三条疼痛中，有十二条是由寒邪所致，只有一条为热邪引起。《内经》对疼痛病因认识的另一个特点是强调外邪，在它所举十三条中，全部用"客"字，其意思是指邪从外来，客于体内。《内经》的确抓住了疼痛的病理变化实质——气血运行障碍，它在分析各种疼痛的发病机制时，运用了"血泣"、"脉泣"、"气血乱"、"脉满"、"血不得散"、"脉不通"等词句，尤其是"血泣"出现多处，这些都说明了气血运行障碍对痛证的病理意义。《内经》为了强调这一论点，举出了疼痛喜按与拒按，按之痛减与不减来反证。按之使气血得以散者则痛减，按之不能及，气血不能散者则痛如故。

内伤七情造成人体脏腑气血逆乱，也可产生疼痛。如《素问·方盛衰论》："气上不下，头痛巅疾。"是指气逆上行造成头痛。《素问·举痛论》："血泣脉急，故胁肋与少腹相引痛矣。"是指血液瘀滞造成腹痛。关于疼痛的证候还有许多，如腰痛、心痛、真心痛、胁痛、咽痛、齿痛等。《内经》中从治疗原则到具体方法论述得十分详细，强调针对病因辨证施治。《灵枢·九针十二原》："凡用针者，虚则实之，满则泻之，菀陈则除之。"《灵枢·经脉》："为此诸病，盛则泻之，虚则补之，热则疾之，寒则留之，陷下则灸之，不盛不虚，以经取之。"《灵枢·刺节真邪》："用针之类，在于调气。"以上三段原文讲针灸的治疗原则是补虚泻实，调理气血。具体到各种痛症的治疗，内容非常丰富。如《素问·刺腰痛》："足太阳脉令人腰痛，引项脊尻背如重状，刺其郄中太阳经出血，春无见血。少阳令人腰痛，如以针刺其皮中，循循然不可以俯仰，不可以顾，刺少阳成骨之端出血；成骨在膝外廉之骨独起者，夏无见血。阳明令人腰痛，不可以顾，顾如有见者，善悲，刺阳明于骱前三痏，上下和之出血，秋无见血。”从选穴、刺法到注意事项都有论述。选用穴位少，是《内经》中针刺痛证的特点，只要辨证得当，效如桴鼓相应。正如《灵枢·九针十二原》所说：“夫善用针者，取其疾也，犹拔刺也，犹雪污也，犹解结也，犹决闭也。疾虽久，犹可毕也。言不可治者，未得其术也”。《内经》中称灸法为“温”、“火”、“炅”等，认为灸治止痛的机制是温通经络气血，《素问·举痛论》：“寒气客于脉外则脉寒……故卒然而痛，得炅则痛立止。”《灵枢·阴阳二十五人》：“切循其经络之凝涩，结而不通者，此于身皆为痛痹，甚则不行，故凝涩。凝涩者，致气以温之，血和乃止。”《灵枢·官能》：“寒入于中……结络坚紧，火所治之。”可见对于寒凝造成经络气血不通而产生的痛证，常用灸法治疗。以上列举的针灸适应证和禁忌证，即使是现在，也具有重要的指导意义。

晋代医学家皇甫谧的《针灸甲乙经》，是我国第一部针灸学专著。该书将痛症作了较细的分类，如头痛、腰痛、胸胁痛、卒心痛、咽痛等，在每类中再细分出不同的证型和相应的针灸处方。如《卷之九·大寒内薄骨髓阳逆发头痛第一》：“阳逆头痛，胸满不得息，取人迎。厥头痛，面若肿起而烦心，取足阳明、太阳。厥头痛，脉痛，心悲喜泣，视头动脉反盛者，乃刺之，尽去血，后调足厥阴。厥头痛，噫，善恶，按之不得，取头面左右动脉，后取足太阴。厥头痛，员员而痛，泻头上五行，行五，先取手少阴，后取足少阴。”同期影响较大的还有晋代医学家葛洪所著《肘后备急方》一书，对于急性疼痛的灸法颇有发挥。如《治卒霍乱诸急方第十二》的灸法：“卒得霍乱，先腹者，灸脐上十四壮，名太仓，在心厌下四寸，更度之……绕脐痛急者，灸脐下三寸三七壮，名关元，良。”并创立了川椒饼灸，用治一切毒肿疼痛不可忍者。唐代医学家孙思邈所著《备急千金要方》，提倡针灸配合内服药治疗卒痛，认为“针灸之功，过半于汤药”，“针灸攻其外，汤药攻其内，则病无所逃矣”。

晋、隋、唐、宋时代的医学家，在疼痛的认识上尊崇《内经》，即疼痛病因主要是寒邪，病机是气血运行障碍。

到明清时代，医学家们师承前说，独具己见，虽然仍尊崇《内经》提出的关于疼痛的理论，但对其未叙述到之处也进行了论述和补充，如刘恒瑞补充了《内经》中对于疼痛病因认识的不足，在所著《经历杂论》中提出了外感六淫、内伤七情及跌打损伤皆可致痛，并在《内经》所认识疼痛病机是气血运行障碍的基础上，以虚实为纲，结合阴阳气血进行了分析，认为："夫痛亦各病中之一证也，必详其因而后治之，始无差谬也。"具体描述如下："若问其痛所因，一总纲则有虚有实，有半虚半实，有阴虚阳实，有阳虚阴实，有阴阳皆虚，有阴阳两实。阴属血分，阳属气分。气血何以有虚实？当辨其外感、六淫，是何邪所伤？内伤七情，是何脏受病？更有不内不外，乃人事之乖者，如跌打震动，刀伤失血等类。此所以致痛之因也。"

针灸治疗痛证的代表人物当属医学家杨继洲，他在家传《卫生针灸玄机秘要》的基础上，汇集历代诸家学说，广搜文献，并结合自己的经验，写成《针灸大成》一书。内容包括针灸源流、十四经穴和特定穴、针灸歌赋、子午流注和灵龟八法、临证各门、小儿按摩等，共计十卷，是继《内经》、《针灸甲乙经》之后的又一次总结，至今仍是学习针灸的重要参考书。其中关于针刺治疗疼痛尤为详细具体，如《卷八·头面门》："头痛：百会、上星、风府、风池、攒竹、丝竹空、小海、阳溪、大陵、后溪、阳谷、腕骨、中冲、中渚、昆仑、阳陵。头项痛：颊车、风池、少海、后溪、前谷。头偏痛：头维；脑痛：上星、风池、脑空、天柱、少海；头风牵引头项痛：上星、百会、合谷。"将头痛按疼痛部位的不同，分属于不同的经脉，针灸处方则按部分经取穴，疼痛局部与循经远取相配合，以疏通患病经络之气血，提高了针灸镇痛的效果，至今仍是针刺头痛的经典处方。

清代喻嘉言在《医门法律》中对"诸痛为实，痛随利减"进行了分析，认为此种疼痛，仅指实痛而言。痛有虚实，应从多方面的症状和体征来鉴别痛属实属虚。他指出："王荆公解痛、利二字，曰：治法云：诸痛为实，痛随利减。世俗以利为下也。假令痛在表者实也，痛在里者实也，痛在气血者亦实也。故在表者汗之则愈，在里者下之则愈，在血气者散之，行之则愈，岂可以利为下乎？宜作通字训则可。此说甚善，已得治实之法矣。然痛证亦有虚实，治法亦有补泻，其辨之之法，不可不详。"此外，清代较有影响的针灸著作有吴谦等编著的《医宗金鉴·刺灸心法》和廖润鸿的《针灸集成》等，在针灸治疗痛症方面基本与《针灸大成》相同。

综上所述，《内经》为疼痛之证治创立了正确坚实的理论，使得后世医家有章可循，有法可依。《针灸甲乙经》和《针灸大成》在《内经》的基础上做了归纳、补充和发挥，使得对痛症的认识更趋完善。自清代后期以来，现代科学技术的发展使世界发生了日新月异的变化。至 20 世纪 70 年代初，全国各地以开展针刺麻醉为契机，针灸镇痛进入了现代研究阶段。

第三节 针灸治疗痛症的现况

1970年以来在全国蓬勃兴起的针刺麻醉研究，是在针刺能够止痛的基础上发展起来的。其范围之广泛，参与人员之多，多学科之间的协作，在针灸止痛的发展史上前所未有。不单纯是中医针灸工作者，更有一大批从事现代基础医学和临床医学的高素质专业人员的参与，使得针灸止痛的研究突破了传统思维方式的束缚，在临床研究和机制探讨两个方面都取得了重大的突破。1987年，世界针灸学会联合会成立暨第一届世界针灸学术大会在北京隆重召开。在国内外学者的诸多论文中，以针灸止痛为主题的论文占了很大的比例，充分说明古老的针灸止痛医术已被越来越多的国家所接受。

大量的临床和实验资料证实针灸推拿具有良好的止痛效果。对于头痛、牙痛、三叉神经痛、坐骨神经痛、肋间神经痛、胃痛、胆绞痛、肾绞痛、痛经、产后宫缩痛以及手术后疼痛等痛症针灸均有明显作用，中外学者在提高临床疗效的研究方面做了大量工作。贺普仁教授总结自己数十年临床经验，在《针灸治痛》一书中，分别叙述了头、颜面五官、颈项、胸胁、脘腹、腰背、前后阴、四肢等部位48种常见痛证的针灸治疗，并归纳出“治痛验穴一览表”，是针灸临床、教学、科研人员的重要参考书。郭诚杰教授在针刺治疗乳腺增生的研究中取得了重大成果。他认为患者体内雌二醇分泌过多，是造成增生的主要原因，选用屋翳、肝俞、足三里、膻中等穴位进行针刺，具有良好的消肿止痛效果。在国外也有许多针灸治疗疼痛的研究，如意大利的Aidolicuori分析了120例头痛患者的治疗效果，发现疗效和支出/收益比值，针刺组优于对照组；俄罗斯Andre Morekov提出，治疗疼痛应有穴位详细分类，并建立疼痛等级模式和效果评估方法，以促进针刺止痛疗效的提高；美国Shugui Cui治疗增生性关节疼痛，有效率为87.5%；日本的Tomomi针刺治疗老年人骨质疏松，根据疼痛记分判定疗效，认定针刺治疗有效。

针刺麻醉是我国学者的优势项目，曾经被广泛应用于100多种外科手术中。研究显示，其中以喉部和胸部手术的麻醉效果较为满意，而腹部手术则存在着镇痛不全，尤其对牵拉痛效果较差的缺点。我国专家使用针刺麻醉行甲亢手术108例，方法是取双侧合谷、内关，用综合医疗机电麻仪，波形以连续波为主，频率为200～600次/分，诱导时间20～30分钟。辅助用药是安定10rng，切皮前15分钟静滴；氟哌啶5mg，芬太尼0.1 mg，切皮前5分钟分次静滴。结果成功107例，仅1例失败，该例患者被病理切片诊断为甲状腺癌，而改用全麻。

学者们从生理、生化、形态等各个方面对针刺止痛机制进行了探讨，从中得出了一些有意义的结论。动物实验证明，针刺可以兴奋多种感受器，产生针感信号，通过不同的途径，到达脊髓、脑干、丘脑甚至尾核，在脑和脊髓的各级水平对痛觉所产生的诱发电位有明显的抑制作用。例如电针耳穴“神门”20分钟后观察到，对强刺激脊髓所引起的中央被盖束区的诱发电位有明显的抑制作用。电针“足三里”对伤害性刺激引起的中脑网状结构单位放电有明显的抑制作用。日本 Keujik Awakita 等证实传入细纤维参与内源性疼痛抑制；韩国 yejung Lee 等认为针刺足三里抑制了中枢对尾部伤害性刺激的代谢反应；日本 Toshiski Suzuki 等在健康者身上观察到针刺列缺能改变脊髓运动神经的兴奋性；美国 Kathieenk · S · Hui 等应用磁回声影像技术观察到针刺在人脑内产生了大范围的效应……这些发现提示针刺的感觉性冲动在脑的各级中枢对痛觉神经细胞的活动进行抑制，是针刺止痛的重要原因。而针刺对子宫收缩疼痛的镇痛作用，说明针刺的效应与自主神经有关。关于脑内神经介质参与针刺止痛作用的研究，国内外学者做了大量的工作，研究显示，针刺有增加强啡肽、β-内啡肽、亮啡肽、脑啡肽等阿片样物质的作用，并能加强它们之间的相互调制。不但提高了痛阈，而且延长了针刺止痛效应时间；还有学者报道了血管紧张肽在针刺止痛中的作用。目前国内外学者一致认为，在针刺止痛作用机制中，穴位是基础，神经传导功能和神经介质是重要的条件。

回顾历史可以看到，自从有了人类，就有了疼痛。疼痛是每一个人自出生到死亡这一生命全过程中所不可避免的、经常遇到的问题。由于疼痛给人们造成的是不愉快和痛苦的感觉，所以人们就要想尽一切方法去克服它。在经验积累阶段，使用了本能的、原始的治疗方法；以《黄帝内经》问世为代表的理论形成阶段，对其有了朴素的辩证唯物的认识，提出了疼痛的病因病机是感受外邪，体内气滞血瘀、经脉不通，治疗原则是疏通气血；进入现代研究阶段，则通过现代科技手段，多领域、多层次地揭示针灸止痛的奥秘。相信今后在治疗疼痛和探索疼痛的机制方面不断会有新的成就，并给临床带来启迪。

第四节　痛症的中医学认识

疼痛作为人类最普遍的感受之一，很早就被中医学所认识。可以说，中医学的起源和理论特色与疼痛有着密切的联系。在古人最原始的狩猎和生产活动中，最常见的外伤及外感往往以疼痛作为首发症状，故古人直接以病名之，如《说文解字》云：“痛，病也”，针对疼痛，古人采取了最原始的火熨、砭刺、艾灸等治疗方法，由此产生了中医学对疼痛病因病机及治疗方法的最早认识，如《素问》就强调痛由“寒”所致。以后随着社会的进步、医学的发展，中医学对疼痛的认识亦不断深化，形成了内因、外因、不内外因的三因病因学说，“不通则痛”、“不荣则痛”的病机观，五脏六腑、经络百骸的病位观，望、闻、问、切四诊合参的诊病法以及逐寒、清热、补虚、泻实的治痛大法，有效地指导了疼痛的临床治疗，为我们今天的深入研究打下了坚实的基础。

一、痛症病因的中医学认识

导致疼痛的原因很多，许多古代医家尝试将其分门别类，以执简驭繁。如《古今医统》云：“头痛自内而致者，气血痰饮五脏气郁之病，自外而致者，风寒暑湿之病。”明·陈言则在《金匮要略》“千般疢难，不越三条”的病因观基础上发展为“三因论”，即六淫为外因，七情为内因，饮食不节、劳倦及外伤等为不内外因。现代的中医疼痛病因也大致以此分类。

（一）六淫

1. 风　风指外风，为自皮毛肌肤侵犯人体从而导致外感疼痛的最常见的病因。风具有如下性质和致痛特点。

（1）风为阳邪，其性轻扬开泄，易袭阳位：风邪极易侵犯人体的上部（头面）、肌表、腰背等阳位。故外感风邪除出现发热、恶风、汗出等表证外，常伴有头痛、颈项酸痛、身体疼痛等临床表现。

（2）风性善行而数变：“善行”是指风邪具有善动不居，行无定处的特征。风邪致病可见病位游移，痛无定所，如风湿病的游走性关节痛。“数变”是指风邪致病具有发病急、变化快的特点，如外感风热之邪初始可见头身疼痛，随即又可见咽喉肿痛。

2. 寒　寒指外寒，为冬季之主气。外寒致病位置有浅深，寒邪伤于肌表，阻遏卫阳，称为“伤寒”；寒邪直中于里，伤于脏腑阳气，则为“中寒”。虽伤寒与中寒发病原因不一，但互有联系，互相影响，外寒损伤阳气可导致内寒，内寒阳气不足又常易招致外寒。寒邪具有如下致痛特点：

（1）寒为阴邪，易伤阳气：如寒邪袭表，除见头身疼痛，骨节酸痛外，还可见到因卫阳被遏所致的恶寒。若寒邪由口直入胃中，损伤脾阳则可见脘腹冷痛，呕吐清涎，或泻下清冷等；若寒邪由下而入血室，伤及肾阳，则可见少腹冷痛，喜暖畏寒。

（2）寒性凝滞：寒邪侵犯人体往往会使经脉气血阻滞、凝结，这也是寒邪致痛的主要原因。如《素问·痹痛论》所云：“痛者，寒气多也，有寒故痛也。”寒客太阳经脉可见一身尽痛；寒留关节可致关节剧痛。故寒邪为主的痹症又称“痛痹”。寒客胃肠，可见脘腹冷痛，甚或绞痛；寒入胞宫可致痛经。由于许多疼痛都由寒所致，故《灵枢·终始》言：“诸痛者；阴也”。《灵枢·寿夭刚柔》亦谓：“无形而痛者，阴之类也。”由此可知寒邪在疼痛发病中的地位。

(3) 寒性收引：临床可见许多寒邪致痛同时见有筋脉经络肌肉收缩拘急的表现。寒病可见少腹痛引睾丸，风湿性关节炎常见关节挛缩拘急，胃脘冷痛常致躯体蜷缩，雷诺病遇寒则手足苍白冷痛等。

3. 火（热） 火（热）虽旺于夏季。但并不具有明显的季节性，也不受季节气候的限制。火（热）邪的性质和致痛特点如下所述。

(1) 火（热）为阳邪，其性炎上：故火（热）邪致痛多表现于上部。如心火上炎可见舌尖红赤疼痛、口舌糜烂生疮；肝火上炎则见头痛如裂、目赤肿痛：胃火炽盛可见头痛、颊腮肿痛等。

(2) 伤津耗气：火邪致痛，往往伴有津伤之症。如肺火上灼所致咽喉肿痛，多伴有咽干口渴；胃肠热盛之腹满胀痛，多见有大便秘结、小便短赤。由于津液虚少无以化气，亦可导致气虚。如许多火热所致之症，在壮热、汗出、口渴喜饮的同时，又可见少气懒言、身倦乏力等气虚之症。

(3) 易致肿疡：火热之邪入于血分，聚于局部，腐肉败血，则发为痛肿疮疡。临床所见急性乳腺炎、急性腮腺炎、疖疮、肺脓肿、肝脓肿等均为火毒致病。

(4) 生风动血：火热之邪侵犯人体，往往燔灼肝经，劫耗津血，使筋脉失于濡养，而致肝风内动，称为热极生风。临床上表现为高热、头痛、神昏谵语、四肢抽搐、颈项强直，甚至角弓反张、目睛上视等。火热之邪入于血分，可灼伤脉络，迫血妄行，又易引起各种出血，如吐血、衄血、便血、尿血，以及皮肤发斑，妇女月经过多、崩漏等。

4. 暑 暑为夏季之主气，其中于热者属阳暑；而伤于寒湿者属阴暑。暑邪有如下性质和致痛特点。

(1) 暑性炎热：暑邪伤人除具有头昏胀痛的表现外，还可表现一系列的阳热症状，如高热、心烦、面赤、烦躁、脉洪大等。

(2) 暑多夹湿：暑季不仅气候炎热，且常多雨而潮湿，故其致病常兼见四肢困倦、胸闷呕恶、大便溏泻不爽等湿邪症状。

5. 湿 湿为长夏主气。可因涉水淋雨，居处伤湿，或以水为事而感受湿邪。湿邪有如下性质及致痛特点。

(1) 湿为阴邪，易阻气机，损伤阳气：若湿阻胸膈，可见胸闷胸痛；

湿困脾胃，可见脘痞腹胀、纳呆便溏；湿困脾阳则见泄泻、水肿；湿困卫阳，则见畏寒肢冷，骨节疼痛。

（2）湿性重浊：湿邪致病，其临床症状有沉重的特性，如头重、身困、四肢酸痛沉重等。若湿邪外袭肌表，湿浊困遏，清阳不能伸展，故头昏沉重状如裹束；如湿滞经络关节，阳气布达受阻，可见肌肤不仁，关节酸痛重着等。同时，湿邪为患，易出现排泄物和分泌物秽浊不清的现象。如湿浊在上则面垢眵多；湿滞大肠，则大便溏泄，下利脓血黏液；湿气下注，则小便湿浊，妇女黄白带下过多；湿邪浸淫肌肤，则生疮疡、湿疹、脓水秽浊等。

（3）湿性黏滞：湿邪为患，往往反复发作，缠绵难愈，如湿痹（着痹）等病，往往迁延数年，甚至数十年而不愈。

6. 燥　燥为秋季主气，有温燥、凉燥之分。燥邪性质及致痛特点如下：

（1）燥邪伤津：燥性干涩枯涸，在致痛的同时表现出各种干涩的症状和体征，诸如皮肤干涩皲裂、鼻干咽燥、口唇燥裂、毛发干枯不荣、小便短少、大便干燥等。

（2）燥易伤肺：燥邪多从口鼻而入，直接入肺，故最易伤肺，使肺津受损，宣肃失职，从而出现干咳少痰，或痰黏难咯，或痰中带血，以及喘息胸痛等。

（二）戾气

戾气是一类具有强烈传染性的病邪，与传统病因学说的外因有别，是一种很重要的致病因素。尤其是其致病往往伴有疼痛症状，具有如下致病特点。

1. 发病急骤，病情危笃，症状相似　临床必见疼痛、发热，且大多较剧，热势较高，并有烦渴、舌红、苔黄等热象。因其常夹有湿毒秽浊之气，故发病更剧烈，症情更险恶。如风热感冒可致咽喉疼痛，但症状较轻。而戾气所致之大头瘟，则不仅咽喉疼痛较剧，且可见头面红肿。又如一般痢疾见有腹胀腹痛、里急后重、下利赤白等症，而疫毒痢则腹痛剧烈、利下紫鲜脓血，伴头痛烦躁、恶心呕吐，甚或昏迷痉厥。

2. 传染性强，易于流行　可通过口鼻等多种途径在人群中传播，故致病可散在发生，也可以大面积流行，具有传染性强，流行广泛，死亡率高的特点。

（三）七情

七情，即喜、怒、忧、思、悲、恐、惊这七种情绪反应。七情属于人的精神情志活动，与人体脏腑功能活动有密切关系。七情是人体对客观事物的不同反映。在正常活动范围内，一般不会使人致病，但突然强烈或长期持久的情志刺激，则会使人体气机紊乱，脏腑阴阳气血失调，从而导致疾病的发生。

可以导致疼痛的精神因素较多，但最直接、最重要的是“怒”。暴怒、久怒会使肝气疏泄太过而为病。若肝气上逆，血随气升，可见头痛头晕，面赤耳鸣，甚或呕血或昏厥。肝气横逆，既可犯脾而致腹痛腹胀、便溏飧泄，又可乘胃出现脘痛、呃逆、呕吐等症。

另外，异常的情绪波动可使病情加重或迅速恶化，如高血压、动脉硬化患者可因过怒、过喜、过悲等导致脑出血，见突然跌仆、头痛剧烈、恶心呕吐，甚至昏厥、半身不遂、口眼歪斜。冠心病患者也可因不良情绪加重心肌负担，使冠状动脉狭窄程度更加严重，甚至导致冠脉阻塞而出现心绞痛或心肌梗死。

（四）外伤

外伤包括枪弹伤、金刃伤、跌打损伤、持重努伤、烧烫伤、冻伤和虫兽伤等，这些损伤均可造成疼痛。且具有突发性、疼痛较重的特点。

1. 枪弹、金刃、跌打损伤、持重努伤　这些外伤可引起皮肤肌肉瘀血肿痛、出血，或筋伤骨折、脱臼。重者损伤内脏，或出血过多，可导致昏迷、死亡。

2. 烧烫伤　多由沸水（油）、高温物品、烈火、电等作用于人体而引起。烧伤总以火毒为患，机体受到火毒侵害时，受伤部位除剧烈疼痛外，还可伴有红、肿、热，表面干燥或起水疱。重度烧烫伤热毒炽盛，势必内侵脏腑，除有局部症状外，常因剧烈疼痛、火毒内攻、体液蒸发或渗出而出现烦躁不安、发热、口干渴、尿少、尿闭等阴阳平衡失调之象，最后可致亡阴或亡阳而死亡。

3. 冻伤　寒冷是造成冻伤的重要条件。主要见于局部性冻伤，如手、足、耳部、鼻尖和面部。初起受冻部位因寒主收引，经脉挛急，气血凝滞不畅，影响受冻局部的温煦和营养，致局部苍白、冷麻；继则肿胀青紫、痒痛灼热，或出现大小不等的水疱；重则受冻部位皮肤亦呈苍白、冷痛麻木、触觉丧失，甚则暗红漫肿，水疱溃破后创面呈紫色，出现腐烂或溃疡，乃至损伤肌肉筋骨而呈干燥黑色，疼痛更加剧烈，亦可因毒邪内陷而危及生命。

4. 虫兽伤　包括毒蛇、毒虫、猛兽、疯狗咬伤等。此类损伤，轻则局部肿痛、出血，重则损及内脏，或出血过多，或毒邪内陷而死亡。

（五）寄生虫

寄生虫致病除可导致消化不良、腹胀腹痛、身体消瘦等慢性症状外，还可造成急性疼痛。如胆道蛔虫症所致之胆绞痛，疼痛呈钻顶样剧痛，甚则四肢厥冷，中医学称之为“蛔厥”。

（六）饮食

饮食不节、饮食不洁或饮食偏嗜常常为导致疾病发生的原因之一，也常常引发疼痛。

1. 饮食不节　饮食过饱会伤及脾胃，首发症状便是腹胀腹痛，还可出现嗳腐吞酸、厌食、吐泻等食伤脾胃之症状。而小儿饮食不节，食滞日久，又可聚湿生痰，郁而化热，出现脘腹胀满疼痛、手足心热、心烦易哭、面黄肌瘦等症，即“疳积”。

2. 饮食不洁　饮食不洁可引起多种肠胃疾病，出现腹痛、呕吐、痢疾等，或引起寄生虫病。若进食腐败变质有毒食物，可致食物中毒，常出现脘腹疼痛、呕吐、腹泻，重者可出现昏迷或死亡。

3. 饮食偏嗜　饮食过寒或过热，或饮食五味有所偏嗜，可导致体内阴阳失调，或某些营养缺乏而发生疾病。如多食生冷寒凉，可损伤脾胃阳气，寒湿内生，发生腹痛泄泻等症；偏食辛温燥热，可使胃肠积热，出现口渴、腹满胀痛、便秘，或酿成痔疮。

（七）劳逸

包括过度劳累和过度安逸两方面。过度劳累可以损伤脏腑功能，耗伤气血，引发疼痛，如心绞痛或心肌梗死。慢性腰腿痛、偏头痛、癫痫性头痛、高血压脑病、各种软组织损伤等都与过劳有密切关系。而过度安逸，不劳动、不运动，又可使人体气血运行不畅，筋骨柔脆，脾胃呆滞，体弱神倦，从而形成疼痛性疾病发生的病理基础。

二、痛症病机的中医学认识

中医学认为，疼痛病机不外两条，即“不通则痛”和“不荣则痛”。

（一）不通则痛

邪气稽留体内，与气血搏结，阻于经络，滞于脏腑，使气机不通，血液瘀阻，痰湿留滞，燥屎内结等，均可产生疼痛。

1. 气机阻滞　主要表现为肝郁气滞。气失条畅，经脉痹阻则可见胸胁、少腹胀痛，妇女乳房胀痛；肝郁化火，肝火上炎，可见头痛而胀、目赤肿痛等；瘀血内阻，可见到某些部位疼痛如刺，固定不移；若肝火上炎，灼及肺叶，肺热叶焦，则可见胸闷胸痛、咳唾脓血；若肝气横逆犯胃，胃气受损则可见胃脘胀痛、呕吐酸水；若肝气郁结，影响冲任，又可见妇女痛经、月事不调。

另外，气机阻滞还表现在肺气郁闭上。风寒束肺，风热犯肺，痰湿壅肺，木火刑金等均可致肺气郁闭，出现胸满胀痛，咳唾引痛。若热盛肉腐，则可出现胸闷刺痛、咳唾脓血之症。肺气郁闭还可使其朝百脉功能受损，宗气不能贯心脉，阳气不能温胸腔，而致胸痹。

脾胃气滞也是气机阻滞的一个方面。饮食不节，寒邪入中，湿热滞留，肝气横犯，均可使脾胃升降失司，运化无力，清浊不分，水湿不化，出现腹痛腹胀、呕吐泄泻等症。

2. 瘀血内停　若脏腑功能失调，或邪气干扰，可使血液循环发生障碍，即出现瘀血而导致疼痛。瘀血疼痛的特点是呈刺痛状，固定不移，如肝气郁久之人出现胁下顽固性疼痛，妇女出现少腹胀痛等。

寒邪侵袭也是造成瘀血的重要原因。阴胜则阳病，寒性凝涩，血脉为之不通而成瘀血疼痛。临床常见有寒凝血脉，血行不畅的肢体关节疼痛；寒袭肌表，营卫郁滞，气血不行的身痛、头痛；寒凝胞宫经血不行的痛经、闭经等。

热邪壅盛，燔灼血液，亦可导致血瘀。其疼痛为热痛、灼痛，如目赤肿痛、牙龈肿痛、咽喉肿痛、腮颊肿痛、肠痈腹痛等。

血液运行赖气的推动与统摄。若推动无力，统摄无权，则可致血流迟缓，运行滞涩，或血不循常路，溢出脉外，造成瘀血，发为疼痛。临床可见心气虚无力行血，或大病久病、元气大亏而致胸痛或周身酸楚疼痛；脾不统血导致血溢脉外，聚于分肉或组织间的肌肤痛或内脏痛。

3. 寒邪凝滞　《素问·举痛论》列举14种痛证，除热留小肠为热痛外，余皆系阴寒所客。《素问·痹论》亦云："痛者，寒气多也，有寒故痛也。"因寒性凝滞，主收引，又易伤阳气，可使经脉发生缩蜷、挛急、牵引，使气血运行不畅而为疼痛。

寒邪致痛，或在于表，或在于里。在于表者，缘由外寒侵袭肌表，卫阳被遏，皮肤、肌肉、分肉、经脉失却温煦濡养，故生疼痛。其表现为头痛、身痛、骨节疼痛、颈项强痛。若兼加湿邪，则阳气被遏加重，且湿性黏滞重浊，可致肌肉骨节沉重酸痛。

在里者，缘由寒邪直中于内，或饮食生冷，或寒从下入，伤及脾阳、肾阳、心阳等使有关脏器失去温煦濡养。且寒主收引，易使脏器组织痉挛、牵引而致疼痛。如寒中胃脘，可致胃脘冷痛；寒客肠中可致小肠胀痛；寒入胞宫，可致痛经；寒留厥阴，可致睾丸抽痛；寒痹胸中，可致心痛彻背，背痛彻心。

4. 热（火）邪壅遏　热（火）邪或由外界而来，或由内部而生，均会燔灼津液，耗气动血，甚或腐败血肉，造成疼痛。

火热之邪炎上，若上扰清空，使头面部气血逆乱，清阳不运就会出现头痛、齿痛、目赤肿痛、咽痛、口舌糜烂疼痛等症。若热邪壅肺，伤及肺络，火灼肺叶，败血腐肉，则会出现胸痛咯血，或成咯吐脓臭痰之肺痈。若肝胆有热，致肝血受灼，伤及脉络，则可见胁痛。若热郁化火，上扰清窍，又可见头胀痛、目胀痛、耳胀痛。若热结阳明，灼伤津液，则肠道失润，糟粕聚结，腑气不通，临床可见腹胀满疼痛拒按。若热聚结肠，气血凝滞，又可致肠风下血、痔疮作痛。若热（火）结皮肤肌肉，阻遏脉络气血，则可见肌肤灼痛或见疔疮疖痈等症，重者可溃脓，如乳痈。

5. 湿邪阻遏　湿为阴邪，易阻遏阳气，使气机闭阻而痛作。常见有湿蒙清窍，清阳被遏，气血运行不畅，则头昏沉重痛。又湿邪易留关节、肌肉，阻遏气血，致关节肌肉酸重胀痛，而成着痹。

湿若与热相合，则成湿热。湿热为痛，一在上焦，一在中焦，一在下焦。在上焦者，谓湿热循经蒸腾于上，困扰清阳，阻遏气机，发为头痛；困遏胸阳，阻滞心脉，发为胸痹心痛。在中焦者，谓湿热易阻肝、胆、脾、胃，使肝失疏泄，胆失升发，脾气不升，胃气不降，出现胁肋胀痛，脘腹疼痛。在下焦者，谓湿热流注于下，阻遏气机，膀胱失于气化则为尿频、尿急、尿痛；大肠气机不利则为痔疮、肛裂。

6. 食积、虫积、结石闭阻气机　饮食过量，超过胃的正常受纳范围，则会损伤胃气，久之则胃失和降，气机闭阻，发为脘腹满痛，或呕吐，或泄泻，虫积于内，扰乱胃肠，闭阻气机，使脾胃升降失司，中气不运。日久可致脐周疼痛，时发时止，面黄肌瘦。若蛔虫妄动，窜入胆道，使胆之气机闭阻，可致胆绞痛，甚至吐蛔。结石乃体内病理代谢产物，既已形成则可对人体气机产生影响，若滞于管道使气机完全闭阻而出现相应部位的剧烈疼痛，如胆道结石可见胆绞痛，肾结石可见肾绞痛，膀胱结石可见尿道疼痛。

7. 跌仆损伤　跌仆损伤是致痛的一大原因，主要伤及运动系统。此类损伤必定要伤及脉络，使血液外溢，或结于肌肉，或滞于筋脉，或停于关节，经脉痹阻，气机不通，而产生疼痛。

（二）不荣则痛

人体脏腑经络、四肢百骸无不依赖阳气的温煦、阴血的濡养。温、濡充足，脏腑经络功能活动才能正常，四肢百骸才有活力。若失却温、濡，则不仅功能活动受损，而且会产生疼痛，即所谓“不荣则痛”。主要表现在阳失温煦和阴失濡润两方面。

1. 阳失温煦　临床常见有心阳（气）不振、脾阳（气）虚弱及肾阳（气）亏虚。

心阳不振，可出现心前区痛、遇冷加重、面色苍白、汗出肢冷等症，或心痛隐隐，伴惊悸怔忡。

脾阳不足，肌体失养，可见四肢肌肉酸软疼痛。升降失司，清阳不升，清窍失养而致脑部空痛。中气不升而致脏器下垂，浊阴不降可见脘腹胀痛。

肾阳（气）不足，冲任失煦，可致痛经；膀胱失煦可致癃闭；腰失温煦，可见腰膝酸软疼痛。

2. 阴失濡养　临床常见有血不荣筋，冲任失养，清窍失濡及阴虚燥热。若肝藏血不足，血虚不能荣筋，则筋枯而萎，筋急而挛痛。若血海空虚，胞宫失养，则可出现痛经、产后头痛、身痛、腰痛等症。清窍失养则可见双目涩痛，口唇干裂疼痛，鼻腔干痛，甚至鼻衄。另外肠中津液亏乏也可致肛裂疼痛。

脏腑阴液亏虚，每致虚火内生，扰乱气血，使本已阴液不足的脏腑组织复遭虚火熏灼，发为疼痛。如心阴亏虚，虚火上炎可致口舌糜烂疼痛；阴虚肺热可见咽喉干痛、胸痛；胃阴亏虚，虚火内炽，可见胃脘灼痛；虚火上炎可致头痛、牙痛；肝肾阴虚、肝阳上亢可见肝阳头痛；肾中虚火上炎可致齿摇疼痛。

三、痛症的中医治则与疗法

中医学治疗原则是在四诊合参、辨证识病的基础上，根据邪正消长、阴阳盛衰、标本缓急的不同情况制定的基本治疗原则，它对立法、处方、用药、施术都具有重要的指导意义。疼痛的治疗也需要遵循这些原则，但疼痛一症有其特殊性，故对原则中的某些部分当有所偏重，疼痛的治疗原则一般有以下几方面。

（一）急则治标，缓则治本

治病求本是中医学辨证论治的一个根本原则，对任何疾病都应本着这个原则进行治疗，才能彻底治愈。例如头痛，可由外感风寒、风热、风湿以及内伤之痰湿、瘀血、肝阳上亢、肝火上炎等原因所引起，治疗时不能简单地采取止痛的方法。而是要根据头痛的临床表现，辨证求因，找出其根本原因所在，分别采取解表、燥湿化痰、活血化瘀、补气养血、平肝潜阳、清泄肝火等方法进行治疗，才能使头痛缓解。这是就一般疼痛较缓的病例而言。

但有些疼痛发生较急，疼痛较剧，令人难以忍受。对这种突发性的、剧烈的、有时无法查清原因的疼痛，则应根据标本缓急的原则，急则治标，缓则治本。如胆绞痛、肾绞痛、心绞痛、痛风性关节炎急性发作，应先采取有效方法缓解疼痛。痛止后，再根据病因采取相应的治本方法。胆绞痛者，或利胆排石，或驱蛔安蛔；肾绞痛者，祛湿化石；心绞痛者，温通心脉；痛风性关节炎者，祛湿泄浊。

（二）祛邪以通，扶正以荣

如前所论，疼痛的病机有二：一是不通则痛，一是不荣则痛。而不通的原因则是由于各种外邪侵犯人体，或邪自内生，阻滞气机经脉；不荣则由各种虚损所致。故扶正祛邪的原则体现在疼痛的治疗中就是祛邪以通，扶正以荣。且由于不通则痛病机在疼痛的发病中占有重要地位，故祛邪显得尤为重要。

常用的祛邪止痛法有如下几种：

1. 行气止痛法　适用于气机阻滞所致的疼痛，如肝郁气滞之胁痛、肺气郁闭之胸痛、脾胃气滞之腹痛等。

2. 活血化瘀止痛法　适用于各种血瘀疼痛，如肝脾肿大疼痛、血瘀头痛、心脉痹阻之胸痹心痛、肠痈之腹痛、各种跌打损伤疼痛等。

3. 解表止痛法　适用于各种外感表证的疼痛，其中又可分为发散风寒解表止痛法、发散风热解表止痛法、发散风湿解表止痛法、祛暑除湿解表止痛法，分别适用于风寒、风热、风湿、暑湿外感所致的头身疼痛。

4. 逐寒止痛法　适用于各种里寒所致的疼痛，如寒滞胃脘之胃脘疼痛，寒中太阴之大腹疼痛，寒凝肝脉之少腹拘急疼痛及睾丸坠痛等。

5. 驱寒逐湿止痛法　适用于风寒湿痹证之关节、肌肉、骨骼酸重疼痛。

6. 清热泻火解毒止痛法　适用于各种火毒所致疼痛，如心火上炎之口舌疼痛、胃火上攻之齿痛、肝火上冲之头目胀痛及各种痈疽疖肿。

7. 清利湿热止痛法　适用于各种湿热所致的疼痛，如肝胆湿热所致胁痛黄疸、脾胃湿热所致之腹痛下利、膀胱湿热所致之尿痛尿频、湿热上攻所致之头昏胀痛。

8. 通腑攻下止痛法　适用于肠中有燥屎聚结之腹胀痛。

9. 逐水止痛法　适用于水饮停滞所致的各种疼痛，如悬饮之胸痛、臌胀之腹痛等。

10. 化痰散结止痛法　适用于痰核流注所致之疼痛，如瘰疬、瘿瘤之颈痛，以及癥瘕痞块之胁腹疼痛。

常用的扶正止痛法有如下几种：

1. 温阳散寒止痛法　适用于各种阳虚所致的疼痛，如胸阳不振所致的胸痹心痛、脾胃阳虚所致之脘腹胀痛、肾阳虚衰所致之腰部冷痛等。

2. 滋阴润燥止痛法　适用于阴虚内热或津亏液涸所致之疼痛，如阴虚所致的胸痛干咳、胃阴虚所致的胃脘急痛、肝肾阴虚和肝阳上亢所致的头晕痛，以及清窍失濡之咽痛、唇痛、目干涩痛、鼻干痛等。

3. 益气止痛法 适用于各种气虚所致之疼痛，如中气下陷所致的内脏下垂疼痛、中气虚弱所致之胸部闷痛。

4. 养血止痛法 适用于阴血亏虚所致的各种疼痛，如血不荣筋所致之肢体掣痛、血不养目之目干涩疼痛、血海空虚致胞宫失养之痛经等。

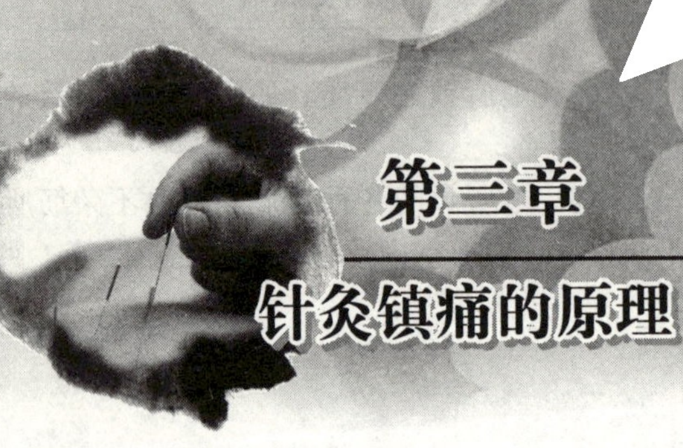

第三章 针灸镇痛的原理

针灸治痛的疗效已得到普遍认可。针灸几乎可以治疗各种性质的疼痛，而且其治痛效应可达到立竿见影的程度。从中医的传统观点认识，针灸治痛可以通过三个途径来实现：①病因治疗：纠正和消除使气血瘀滞、运行障碍的因素；②病机治疗：通经络、调气血，以改善气血运行障碍的状态；③症状治疗：移神宁心，阻断恶性循环。这三者往往相辅相成，共同发挥作用。但其中“通经络、调气血”是解除疼痛的关键一环，也是针灸治疗原理的共同机制，在针灸治疗中起着决定性的作用。

一、病因的治疗

在审证求因、辨证论治的基础上选配经穴、确定手法，施以针灸治疗，是常用的临床思路之一。这是一种治本、治因、阻断病理变化形成，调整改善恶性循环的治法，针灸治痛就是通过这条途径来实现的。针刺作用可以驱散外邪，在调整的基础上消除内邪，补其不足，泻其有余，纠正一切导致气血运行障碍的倾向。

1. 外感风邪　邪客于肌表，致营卫不和，气血运行不利，通过针刺风池、曲池、合谷等穴，可疏散风邪，从而使营卫调和，气血运行归于正常，消除疼痛。

2. 寒邪内客　损伤阳气，使脉道蜷缩，拘急，气血凝滞，通过选取有关经穴，施以烧山火手法，或灸法、火针等起到助阳散寒，舒缓筋脉、促进气血运行的作用。

3. 火热伤人　热迫气血，使气血紊乱，壅塞脉道，通过施以透天凉手法或放血疗法，可以起到疏泄阳热，改善气血运行障碍的作用而治痛。

4. 湿邪内蕴　阻遏气机，脉道不畅，针刺腧穴中脘、天枢等穴，可以祛除湿邪、通利脉道而治痛。

5. 燥邪伤人　使脉道干涩，气血运行不利，通过针刺然谷、列缺等穴，可以养阴润燥，滑利脉道，使气血流畅，从而治痛。

对于内伤七情引起的气血运行障碍，针刺可以通过调和脏腑功能，补其不足，泻其有余，起到改善气血运行障碍的局面，从而治痛。

1. 疏肝解郁　调理气机，从而改善气血运行，肝气郁结引起的胁肋疼痛。

2. 补益心气　温通心阳，增加心脉灌注功能而治疗心气不足，心阳闭阻所致的心胸痛。

3. 温补肾阳　可促进气血运行，治疗肾阳不足，腰膝冷痛。

4. 健脾燥湿　可通利脉道，改善气血运行障碍的状况，治疗脾湿不运，湿滞内阻所致的脘腹痛。

5. 益肺养阴　增强肺气的分布，以及宗气推动功能，用以治疗痹痛。

此外，针刺具有消食导滞，通调胃肠的功能，故可以对饮食不节，食积内停引起的气血运行障碍有改善作用，故而治痛。针刺还有益气健脾，促进气血生化的作用，并可改善脾胃虚弱，营养不良引起的气血运行不利，通过健脾利湿治疗虚性疼痛。

从以上列举的理论和实践可以看出，针刺可以通过消除病因，阻断病因对气血运行的干扰，起到治痛的作用。

二、病机的治疗——改善气血运行障碍

《灵枢·刺节真邪》云："用针之类，在于调气"，《灵枢·九针十二原》云："凡用针者，虚则实之，满则泄之，菀陈则除之。"中医对疼痛的病机已有明确的认识："痛则不通"。"通"即指气血运行流畅正常无阻滞现象。针灸可以行气活血，起到通的作用，故可以达到治痛的效果。当动力不足，气血运行无力时，针灸可以鼓舞气血运行；脉道不滑利，气血运行受阻时，针灸可以通调脉道，促进气血；当气血瘀滞不行时，针灸可以活血化瘀，恢复气血运行。总之，针灸可以通过运行气血达到"通"的状态，改善致痛的病理条件，起到治痛的作用。

三、痛症的治疗——针灸对疼痛的阻断作用

针灸治痛的效果，单纯的用消除致病因素，改善病理变化来解释，都是不全面的。在针后几分钟内或更短的时间内止痛，瞬间将病因和病理变化消除是不容易的。而取得即刻效应，只能是对痛觉反应的阻断。抑制疼痛反应需要针对解决疼痛性病理变化——气血运行障碍。针刺对痛反应的

抑制，不单是缓解症状，解除痛苦，它可以直接影响病理变化，帮助改善气血运行，将疼痛的病理过程引向良性循环。可见针刺可以通过“以移其神”使“神归其室”来达到“住痛移疼”的目的。因此，在治疗痛证时，注意配以宁心安神的经穴，对临床治疗十分重要。针灸治痛是通过多方面多途径来实现的。只有在抓住气血运行障碍这一主要矛盾的同时，采用针刺经穴和适当的针刺手法，才可取得满意疗效，

第四章 针灸治疗痛症常用的方法及机制

针灸是以外治的针与灸等不同工具，作用于人体的经络和腧穴，以此达到止痛的治疗目的。其治痛机制主要是通过疏通经络、调和阴阳、运行气血完成，故止痛的关键为“通”。气血不足产生流通不畅之痛为虚痛，气血因实邪而产生壅塞不通的痛为实痛。对于这两种不同性质的疼痛，一般采取虚则补之、实则泻之的治疗原则。补则多用灸法，或针刺使用补的手法来完成；泻则多用针刺，并施以泻的手法。另外，在产生疼痛的病机方面，又有寒热性质的区别。寒则热之，采取灸法或施以产生热的手法；热则寒之，多针刺及施以产生凉的手法。各种针灸方法具有不同止痛特点。如针偏于泻，灸偏于补，电针具有持续刺激之特点，刺络放血则偏于活血化瘀，耳针偏于调节脏腑功能，火针则以治寒痛为其特点。

第一节 针刺疗法

针刺疗法即普通毫针疗法，也有人称做体针疗法，体针疗法是相对于面针、头针、耳针、眼针、鼻针、腕踝针等近代发现的各种微针疗法而言的。针刺疗法讲究手法操作，不同于电针、水针和穴位注射。毫针是针灸临床上应用最广的一种针具，一般 26～28 号，0.5～3.0 寸长的针最常用。

针刺疗法特别重视手法与配穴。进针后为了使患者产生反应，即针感或得气，需要进行一定的手法操作，诸如进、退、捻、留、捣，或提插、捻转等。得气时患者感到酸、麻、胀、痛。如果这种针刺感觉循经传导，则称为感传。一般认为气达病所者（即感传到病所）疗效较好。患者得气时医生则感到针下沉紧、涩滞。如果未得气则医生手下感觉虚滑，患者也没有什么感觉。对此《标幽赋》有生动形象的描述“轻滑慢而未来，沉涩紧而已至”，“气之至也，如鱼吞钩饵之浮沉；气未至也，如闲处幽堂之深处”。

临床实践证明针刺得气与疗效有密切的关系，针感的有无与强弱都直接关系到治疗效果的好坏。《灵枢・九针十二原》指出“为刺之要，气至而有效，效之信，如风吹云，明乎若见苍天”。《金针赋》也指出“气速效速，气迟效迟”。如针刺后患者未得气可采用运针催气或留针候气的方法，诱导得气。

临床上常用的针刺手法种类很多，诸如提插补泻、捻转补泻等。针刺补泻手法的实质可以说是微调刺激部位、改变刺激强度、寻找最佳刺激量。

提插法就是用于使针由浅而深、由深而浅反复操作的方法。提插幅度大而速率快则刺激量大，提插幅度小而速率慢则刺激量小。

捻转法就是用拇指及食指将针左右来回旋转捻动。捻转角度大而速率快则刺激量大，捻转角度小而速率慢则刺激量小。

针刺补泻手法与临床疗效有密切的关系。《灵枢・经脉》指出“盛则泻之，虚则补之，热则疾之，寒则留之，陷下则灸之，不盛不虚，以经取之”。《千金方》也指出“凡用之法，以补泻为先”。通过针刺穴位可以激发经气、调理气血、调节脏腑功能，恢复阴阳平衡。补法可以增强人体正气，改善低下的功能。泻法可以疏泄病邪使亢进的功能正常化。

除了针刺手法以外，配穴法也是非常重要的，常用配穴法有：①循经配穴法；②局部配穴法；③辨证配穴法；④经验配穴法；⑤左右同名经对应配穴法；⑥上下同名经对应配穴法；⑦上下同名经左右交叉对应配穴法；⑧阿是穴；⑨原络配穴法；⑩俞募配穴法等，临床可根据具体情况进行选择运用。

在机制方面，针刺治痛主要是针体作用于腧穴，由腧穴通过经络之感传，以及中枢神经和周围神经之作用，使原发之疼痛减轻至消失。同时，体液及神经体液都参与并起一定作用而达到止痛效果。

毫针刺入腧穴，在腧穴局部出现酸、麻、胀、痛等特殊感觉。沈德凯等关于腧穴形态结构的研究，认为腧穴有神经、感受器、血管及其他组织等四种结构形式。徐明海等认为，四肢末端穴位较浅，范围较小，结构分三层，四肢穴位肌肉丰厚，穴位数量较多；腹部穴位皮下组织较厚，头面部位穴位较薄，上述结构可分五层。针刺穴位不论浅探，只要针尖或针体牵引、震动含有神经、血管、淋巴结缔组织膜，就会有得气感产生，认为穴位的各层膜是穴位功能的必要形态结构。刘维洲认为穴位的生理学特性有高敏感性、低电阻性、穴位相对特异性、双相调节性、整体效应及开发性。陶之理综述了穴位形态学的研究，包括穴位针感感受器，穴位传入神经元的节段性分布以及经穴脏腑相关学说三个方面。针刺止痛的作用既与腧穴本部位解剖学特点有关，同时与全身形成相互调节的关系，从而达到止痛之效果。

针刺可产生不同的感应。林文柱等指出，其产生针感与刺激不同组织有关。神经干支以麻为主，血管以痛为主，肌肉、肌腱、骨膜以酸胀为主。董泉生等研究表明，较弱的针感主要是由Ⅲ类纤维兴奋引起，较强的针感可能和Ⅳ类纤维活动关系更为密切。感传的特点是“气至病所”，其痛立止。故在针灸施术中就是在得气的基础要施以行气、催气之法加强针感。

第二节　艾灸疗法

灸法与针刺疗法不同，但都是对穴位进行刺激。针刺穴位是一种机械刺激，灸法是一种热刺激，是我国特有的疗法之一。具有激发经气的作用。

灸法是针灸学的重要组成部分。《灵枢·官能》指出“针所不为，灸之所宜”。《医学入门》也指出“药之不及，针之不到，必须灸之”。说明灸法不仅可以弥补针刺之不足，而且是一种独特的疗法。

灸法的种类繁多，临床常用的灸法有艾炷灸、艾条灸、隔姜灸、温针灸等。

1. 艾炷灸　即将艾绒做成艾炷。艾炷一般呈圆锥形、上尖下圆。艾炷灸分为直接灸和间接灸两种。直接灸即将艾炷放在穴位上直接施灸。每燃烧一个艾炷叫做一壮。直接灸一般灸5～10壮，以局部皮肤充血发红为度。间接灸是在穴位与艾炷之间用药物隔开，用姜片隔开者叫做隔姜灸，用食盐隔开者叫做隔盐灸，用附子隔开者叫做隔附子灸，其中以隔姜灸最常用。

2. 艾条灸　即将艾绒做成艾条，燃点后在穴位上施灸。艾条灸分为温和灸和雀啄灸两类。温和灸使患者局部产生温热感而不产生灼感，一般灸5～10分钟，以局部皮肤充血发红为度。雀啄灸是指施灸过程中手持艾条上下节律性运动或左右节律性运动，使艾条与施灸部位之间的距离像雀啄一样不断变动。

3. 温针灸　是针刺与艾灸结合使用的一种方法。即针刺得气后，将艾绒捏在针柄点燃施灸。

艾灸可以疏通经络调和阴阳、行气理血、扶正祛邪。从现代医学来看灸法可以促进代谢，增强机体的抵抗力，调整生理功能，具有消炎止痛的作用，因而适应证很广。凡属寒湿痹痛、沉寒痼疾，阴证、虚证都可以使用灸法。对肩痛、肘痛、腰痛、腿痛、腹痛等都有良好的效果。

灸法治痛机制在于灸法和针刺法一样，都是作用于腧穴上，也有得气与经络感传，从而达到治疗疾病和止痛目的。不过灸法以温热感为主，其作用偏于温经散寒，疏通经络，尤其具有扶正培本，升提中气之作用。大量的试验研究证明，灸法有明显的调整脏腑作用，尤其对免疫系统的影响更为显著，能使白细胞吞噬作用增强，多种非特异性与特异性的抗体效价明显升高。其止痛机制主要是促进血液循环，调整器官功能使之协调，炎症吸收和促进肾上腺素的分泌。朱伯君等对心绞痛患者球结膜循环进行观察，取相关的内关、足三里、膻中等五个穴位施灸后，微血管扩张，血细胞聚集减轻，微循环的微血管中粒流范围缩小。聚团块变小或消失，血流加快，出血减轻，视野清晰度也改善。说明灸法能活血化瘀、促进血液循环而达到止痛之效果。周杰芳等观察了艾灸家兔“人中”对微循环的影响。实验结果显示，微循环血流速度明显加快，血流状态明显好转，且停止艾灸后，微循环障碍现象逐渐增加。宋桂琴等对肢体关节痛症进行了阻抗血流效应的观察，发现艾灸后肢体阻抗血流有明显的波幅，血流速度增高情况发生。同时，灸法具有一定抗炎作用，这是通过促进白细胞吞噬能力，加强免疫功能而完成的。王极盛等观察到，艾灸对佐剂关节炎大鼠具有明显消炎及控制炎症发展之作用，该效应可能与促进肾上腺素的分泌有关。刘金兰等通过实验表明，艾灸可以提高关节炎大鼠的痛阈，有明显镇痛效应，并增强关节炎大鼠肾上腺髓质儿茶酚胺荧光强度，提高血中肾上腺素水平，说明艾灸可激活肾上腺髓质细胞功能的作用，促进儿茶酚胺的合成与分泌。岳广平等观察了艾灸治疗肾上腺皮质萎缩的形态学变化，灸法能明显促进大鼠萎缩的肾上腺皮质形态恢复。对内脏功能不足或发生功能紊乱所产生的疼痛，灸法也有较好的疗效。杨顺益等观察到艾灸足三里对脾虚患者的胃电波幅低平有明显提高之作用。陈演红等通过实验观察到，艾灸具有对抗应激性大鼠胃黏膜损伤的作用。由此可见，灸法一方面加强了器官的生理功能，另一方面对器官的损害具有保护作用，因此可缓解因器官不正常而出现的各种疼痛。

第三节　电针疗法

电针是指在毫针的基础上，通以一定波幅的电流，使其在原来毫针刺激的基础上，加上电的不同波幅的刺激，使机体处于较持续的刺激状态，从而提高疗效。电针机有各种类型，基本可分两大类：一种是无规律的随机的声电针机，如较早的蜂鸣式电针机；另一类是有规律的感应波或电脉冲波电针机，如用电子管制成的 G6805 型电针机，以及半导体制成的相类的电针机，后发展成为能调制波形式的电针机。使用电针机要特别注意对其电压、振幅、频率等之调节，必须由小到大，逐渐增加，避免电流回路经过心脏，在近脑、脊髓部位时电流强度宜小，以防发生意外，另外使用的毫针导电性能要好，与电针各极导联接触也必须严密，使之导电性能良好。

一、具体操作

先按毫针刺法将针刺入穴位，施以手法，得到针感后，将电针仪的导线分别接在针柄或针身上，一般负极接主穴，正极接配穴，然后打开电源开关，选择所需的波形和频率，缓慢调高输出电流所需电流量。此时严格禁止突然骤增电量，防止突然强烈的刺激。但一般在通电一段时间后，病人对刺激能够适应时，为增加疗效，可适当增加输出量。治疗完毕后，先将电位器调到零位，关闭电源，拆去输出导线，稍微捻转针体，然后轻轻将针提起。

二、刺激强度

在电针治疗时，电流强度的选择应根据疾病的性质、病人的敏感程度等情况，具体问题，具体分析。必须先从最低刺激量开始，逐渐增加，至病人可耐受为度。一般分为弱、中、强三种不同情况。①弱刺激，刺激量小，不引起肌肉收缩，但稍有震动，患者无痛感；②中刺激，能引起肌肉收缩，但痛感不明显，是止痛常用的刺激量；③强刺激，刺激量大，针感强烈，肌肉明显收缩，感到明显的疼痛。

三、施术时间

根据不同疾病和脉冲波形而定。一般疏密波每次通电 5～15 分钟；连续波每次通电 30 分钟；断续波每次通电 15～20 分钟。各种疼痛及一般疾病，多通电 15～20 分钟，肌肉麻痹或较顽固之疾病通电时间可延长，有的可长至 1 小时。但对体质弱或对刺激敏感者，刺激量要弱，同时，通电时间宜短不宜长。

四、使用注意

时刻保持电针仪处于完好的工作状态，并注意其电针适应证与禁忌证，防止针刺和电针意外发生。①经常检查电针仪器，使之在完好状态工作；②使用电针仪器时，避免输出线路相碰而发生短路；③更换电池，注意正极和负极不可接错；④对严重心脏病、身体极弱、严重晕针者及孕妇，禁止使用电针；⑤刺激强度要因人而异，并时刻注意病人的反应，若有不适反应，及时减弱刺激，或停止电针治疗；⑥对延髓、心前区附近的穴位，禁止使用电针治疗，不宜将一组导线跨接身体两侧，避免电流回路通过脊髓和心脏。

五、电针治痛机制

电针是在传统针刺疗法上发展起来的。因此，也具有传统针刺疗法的作用，即疏通经络、协调阴阳。同时，由于电刺激和手法刺激的方式不同，又具有自身的特点，特别表现为镇痛作用明显。因此，与手法镇痛相比，电针镇痛有明显优势。采用电针镇痛，不但可以维持较长时间的刺激，而且还可根据病情采用不同频率和波形，达到止痛和麻醉的目的。王极盛等认为电震动加针刺比单纯针刺提高痛阈更明显。徐维等通过实验表明，电针、手捻针、留针三种不同方式刺激穴位均可使大鼠甩尾阈提高，但以电针作用最强。而在电针中，又以声电波的止痛效果最好。裴廷楠等在针刺麻醉中，比较声电波、脉冲电针两种方法用于针刺麻醉的手术中，声电波的优良率明显高于脉冲电针。

针刺镇痛的机制研究表明，针刺可引起神经系统释放阿片样肽。体内的阿片样肽有20余种，分三大类，即脑啡肽、内啡肽和强啡肽。不同的电刺激频率或波形可引起脑内及神经释放出不同种类的阿片肽，从而具有不同效果。如低频2Hz电刺激，可引起脑内释放内啡肽，脊髓中释放出大量脑啡肽；而频率为100Hz的电刺激时，脊髓释放出大量强啡肽，脑啡肽在脑和脊髓中都能发挥止痛作用，而内啡肽主要在脑内起作用，强啡肽则主要在脊髓中起作用。另外，脑啡肽对皮肤上的热痛特别有效，而强啡肽对内脏化学刺激引起的疼痛有很强的止痛作用。一般采取2～15Hz的疏密波时，可同时引起脑啡肽、强啡肽释放，而脑啡肽与强啡肽之间又具有强化作用，所以此波形电刺激后可产生很强的镇痛作用。

第四节　耳针疗法

耳针疗法，又称耳穴疗法。《灵枢·口问》指出："耳者，宗脉之所聚也。"依此理论，耳与人体五脏六腑及十二经脉皆有联系。所以刺激耳廓特定部位（耳穴）就能达到防治疾病的目的，并且收到比较满意的疗效。又因其疗法简单易行，故被人们广泛采用。耳穴反应点比较稳定，但因人不同而各有差异。所以在施术前，应先在某一区域进行探测以确定其反应区及反应点分布情况。

一、耳针刺激方法

耳针的刺激方法包括毫针针刺、三棱针刺络放血、艾灸、按摩，塞药、皮内针、压丸（豆）、药物注射、电针、磁疗和激光针等多种刺激方法。最为常用有四种方法：

1. 毫针法　是用0.3～0.5寸32号毫针针刺耳穴以治疗疾病的一种方法。

2. 刺血法　是用三棱针在耳穴或耳背静脉处进行针刺放血的一种治疗方法。

3. 压丸法　又称耳压法或压豆法。是在耳穴表面贴敷某种质硬且表面光滑的颗粒（圆形或近似圆形）状物代替针刺的较长时间刺激的一种治疗方法。

4. 埋针法　是将皮肤针埋于耳穴内以治疗疾病的一种方法。

二、具体操作

1. 针具及压耳器械、耳穴常规消毒。

2. 轻轻揉按耳廓，使之经络通畅敏感。

3. 以耳穴探测仪或压痛反应点，寻找敏感点。

4. 用毫针、皮内针、压耳之豆作用于敏感点上。

5. 一定时间以后，取下毫针或皮内针或压耳之豆后，局部进行常规消毒，避免感染。

三、耳针治痛机制

如前所述，耳与经络的关系非常密切。实践证明，刺激耳穴，确实能够产生身体的经络感传现象。耳与脏腑的关系十分密切，这种关系在中医古籍中论述很多，在现代临床实践中也得到证实。脏腑失调可以在相应耳穴上出现各种阳性反应点。耳穴的神经支配非常丰富，有来自脊神经颈丛的耳大神经和枕小神经，有来自脑神经的三叉神经、面神经、舌咽神经、迷走神经的分支，以及随着颈外动脉而来的交感神经。这些神经既与中枢神经相联系，又与周围神经相联系，既有感觉和运动神经，又有自主神经，是耳穴之刺激发生作用，并影响全身的解剖学基础。吴信法等用心阻抗图观察到，针刺耳“心穴”20 分钟后，心泵功能指标、心率、心搏出量、心输出量和心脏指数均明显增加，经统计学处理，差异有显著性。提示“心穴”与心脏相关，并说明耳针具有加强心脏功能，促进血液循环之作用。穆鉴等以 Freund 完全佐剂复制大鼠关节炎模型为研究对象，分空白对照组、模型组和耳针组。结果表明耳针针刺的镇痛作用与其他两组有明显差异，且其镇痛效果以针后即刻为最强，以后逐渐下降。正因为耳针镇痛作用明显，所以广泛应用于针麻。具体外科手术应用耳针麻醉的有：拔牙手术、鼻腔肿瘤手术、颅窝部手术、颈内淋巴组织切除术、颈部甲状腺囊肿及腺瘤手术以及骨科的正骨术。

第五节 火针疗法

火针，古时称为燔针、焠刺、烧针、白针、煨针，是一种将针体烧至白亮，然后刺入人体一定的穴位或部位，从而达到治疗疾病的一种针刺方法。早在《黄帝内经》中就有记载用作火针之用的“大针”和“铍针”。大针用以焠刺，铍针用以烙刺，基本均沿用至现代。历代关于火针的应用被不断扩展，对其禁忌证也有新的认识。

一、针 具

新制的火针目前推出五种规格：细火针，直径约 0.35mm；中火针，直径约 0.75mm；粗火针，直径约 1.2mm；平头火针，直径约 1.2mm；三头火针为三针缠制一体，单针直径约 0.75mm，针长约 9cm，针尖呈松针形；均采用钨锰合金材料制成，具有耐高温、不退火、不变形、硬度高等特点。

二、操作方法

火针疗法的施术与其他针刺方法有很大的差异，由于它有将针体加热的过程，所以在消毒、进针、出针以及出针后的处理上都有其特殊的方法和要求，其具体操作规程如下：

1. 定穴位　除了直接针刺病灶局部外，不论是选择经穴还是寻找压痛点，都要在消毒针刺之前，在选定的穴位上加以标记，一般都是用拇指指甲掐个十字，以保证针刺的准确性。

2. 消毒　定好穴位以后，先用 2.5%碘酒棉球，以穴位为中心向四周画同心圆消毒，然后用 75%的酒精棉球以同样的方法画同心圆脱碘，待酒精干后即可施术。也可直接采用碘伏消毒。假若直接针刺破溃的病灶时，消毒不宜用碘酒。酒精直接擦拭破损处，最好用生理盐水棉球擦拭或用生理盐水冲洗。

3. 针体加热　消毒完毕，点燃酒精灯，左手将酒精灯端起，靠近针刺的穴位或部位，右手以握笔式持针，将针尖针体伸入外焰。根据针刺需要深度，决定针体烧红的长度。烧针务必以通红为度，针红则效力强，祛疾彻底，取效迅速。同时，针红可以使进针穿透皮肤时阻力小而痛苦少。针体烧得红则有效，不红则无效。烧针时要掌握火焰的运用，千万不要将针体插入灯焰的中心，因为焰心温度低，热力不够，不能将针体烧红。而外焰燃烧最充分，温度最高，烧针最快。

4. 进针　将针烧至通红时，趁着针红，非常迅速地将针准确地刺入穴位，并敏捷地将针拔出，这一过程大约只需要十分之一秒。若动作稍慢，拖延时间，则针体温度降低，等于没有将针体烧到火候，一方面给病人造成痛苦大，另一方面疗效也差。

5. 火针留针问题　火针疗法以快针为主，大部分不留针，有部分病人需要留针，但留针时间一般在 1 分钟之内。火针留针时也讲究得气和手感，将针刺入穴位后，或者将针刺入的同时有一种手感，这要细心体会针下的感觉，根据针下感觉来调节进针的深度。如当火针刺压痛点，进针处出现沉紧感时，应停止进针，此种感觉说明深浅已适度，留针 1～2 分钟。另外，如用火针刺脓肿，当针下出现空虚感时，说明已达到脓腔，应迅速出针，不需要留针。如火针刺淋巴结核，需留针 1～2 分钟，以清除消化干酪样坏死组织。又如取远端穴位，火针治疗疼痛性疾病时，需要留针 1 分钟。

6. 出针　起针时医生要手拿消毒棉球，以备出血、出脓、擦拭或揉按时用。当火针进到一定深度时，应迅速出针，目的是减少患者的痛苦。不扩大针孔，避免小瘢痕形成。如针脓肿，出脓务尽，然后包扎。

7. 出针后处理　火针后一般不需要特殊处理，只需要用干棉球按压针孔即可。一则可以减轻疼痛，二则可以保护针孔。实际上火针治疗感染的机会很少，因为火针针体是经过加热烧红后刺入穴位的，其消毒最为彻底。而且，火针可以激发全身防御功能，所以，感染的可能性极小。如果火针直接点刺创面，针刺后可按外科常规进行无菌处理。若火针针刺后出血，不必止血，待自然停止后用干棉球擦拭针孔即可。

8. 操作要点　掌握红、准、快三个字。所谓红是指烧针时针体要烧至通红，乘着针体通红迅速将针刺入穴位或部位。强调针红的原因有二，一为针身烧得通红穿透力强，刺入穴位时阻力小，缩短进针时间，故可减少病人的痛苦；二为针身烧得温度越高，火力越大，刺激量越强，温通经络，行气活血之功就越明显，见效快，疗效好。所谓“准”包括两方面的内容，一是定穴或寻找反应点要准，二是进针要准。针要准确无误地刺在所定的穴位上。选取好的穴位或部位需标记，一般用拇指指甲掐一“十”字，“十”字交叉点为进针点，针刺时必须将针准确地刺入“十”字交叉点上。进针准确与否决定着有否疗效，准则效佳，不准则疗效差。火针疗法的定穴准确和进针准确，比毫针更为重要。毫针治疗进针后，若穴位不准确还可以调整进针方向，而火针进针后则来不及变动，针刺不准确也没有补救办法。因此，定穴准、进针准是火针疗法的关键之一。所谓“快”是指进针快，严格地讲，应该是将针烧红后，针体离开火焰，刺入穴位这一连串的动作要快，最好在十分之一秒内完成。只有做到这一过程迅速，才能保证将烧红的针刺入穴位或部位，才能保证患者少受痛苦或无痛苦。要做到“快”，需要注意两点：一是将火源端到靠近针刺穴位或部位烧针，尽量缩短红针离开火焰的距离，迅速刺激到穴位；二是熟练掌握基本功，特别是指力、腕力，则疗效更佳。

总之，红、准、快是火针疗法达其治疗目的的关键。其中“准”是核心，“红”和“快”是保证。只有掌握此三要点，才算掌握了火针疗法的技巧。

以上是火针的一般操作要点。临床上根据具体病变，可选择相应针具而采取更有针对性的刺激方法。

三、常用手法

1. 深而速刺法　该手法主要应用于细火针、中火针，此法刺入较深。即将火针烧至白亮，速进速出，或速进缓出（寒痹时可留针片刻）。多适用于风湿、类风湿、退行性关节炎、创伤性关节炎，以及肩周炎、网球肘、腰肌劳损、坐骨神经痛、慢性胃肠炎、慢性结肠炎、慢性痢疾、外阴白斑、三叉神经痛、中风后遗症、失眠、各类关节积液、疖痈排脓、化脓性乳腺炎、皮下囊肿、滑囊炎、腱鞘囊肿、淋巴结核、鸡眼等。应用深而速刺法，需结合患者体质虚实、体形胖瘦等情况灵活掌握，切不可在内脏、五官及大血管、神经附近盲目深刺，以免造成意外。原则上是宁浅勿深，宁细勿粗，宁四肢勿面背，所选施针部位及穴位一定要精而验。

2. 浅而点刺法　该手法使用粗火针、平头火针、三头火针为主，将针烧至通红。轻而点刺主要用于色素痣、小寻常疣、扁平疣、软疣、小血管瘤、趾指关节炎、顽固性面瘫、三叉神经痛、眶上神经痛、久而不愈之皮肤溃疡、黏膜溃疡、甲癣、外阴苔藓、白癜风等。浅而点刺法非常安全，临床上应用广泛，对恐惧针刺，或体弱年少者，尤为适宜。

3. 慢而烙熨法　该手法主要由平头火针、三头火针结合火铍针、火鍉针来完成。将针烧至微红，在施术部位表皮轻而稍慢地烙烫，多适用于较大的色素痣和各类疣赘，以及老年斑、雀斑、浅血管瘤、牛皮癣、内外痔、瘘管等。施用本法后，一定要注意保护好创面，谨防感染。

四、火针疗法针刺规律与疗程

1. 火针疗法针刺规律　每次选取 3～6 个穴位。火针针刺穴位的规律可概括为四先：先上部，后下部；先背部，后腹部；先左边，后右边；先头面，后四肢。治疗某种疾病时，应在一个疗程内，拟定两组处方，交替使用。特殊情况下灵活运用。

2. 火针针刺间隔时间　火针针刺对皮肤、皮下组织，甚至肌肉，都会造成某种程度的灼伤，需要时间康复。所以，火针针刺治疗最短时间间隔 1 日，一般都需要间隔数日。急性病患者可隔日 1 次，但连续火针不应超过 3 次。慢性疾病患者 5～7 日针刺 1 次，4～8 次为 1 个疗程，一般可以连续治疗 2～3 疗程。两个疗程之间应有 1 周或 2 周的休息。

五、适　应　证

火针是针灸与火相兼施治之方法，故具温经通络，祛风散寒而止痛的特点，适用于虚寒性之痹证、痛证。如风湿痛、类风湿关节炎、腱鞘囊肿、胃下垂、胃脘痛、痛经等。

六、火针治痛机制

火针是针与火热相结合，一则增加刺激量，且其刺激的性质是火热，故通经活络之作用强，止痛效果好，尤对因寒凝而产生的疼痛效果最佳，而局部损伤较大，其破坏的蛋白质成为较长时间的刺激源，使之疗效持久，并起到保健防痛之作用。火针与针上加灸是有区别的，火针之热甚而疾促，针上加灸的热势较缓，故前者对于急性寒痛效果更为明显，火针之治疗范围，内、外、妇、儿各科都涉及。对其疗效机制目前研究较少，所以这方面的内容，宜参考灸法止痛机制。除急缓有别外，其道理有相通之处。

第六节 刺络放血疗法

刺络放血疗法的起源可追溯到史前文化时期，远在石器时期，磨制锋利的砭石就是古人最早使用的针具。战国到两汉时期，社会生产力得到了较快的发展，在砭石的基础上，针具制造渐趋精巧，出现了金属针具。成书于这一时期的《黄帝内经》中就有“九针”的记载。其中有专门用于刺络放血的“锋针”。《灵枢·九针十二原》记载“锋针”长1寸6分，针身圆柱形，针头锋刺，呈三棱锥状，即接近现代刺络放血之三棱针。在《黄帝内经》的162篇论述中，有数十余篇论及刺络放血疗法，其中《灵枢·九针十二原》确立了“菀陈则除之”的治则。大量的临床实践证明，刺络放血配合拔罐是临床上十分有效的治疗方法。

一、刺络拔罐的常用操作方法

（一）针具选择

1. 三棱针　特点是针尖锋利，出针后针孔不易闭合，放血量可大，另针身较长，可刺入较深部位的血管。临床有直刺法、斜刺法和点刺法三种。直刺即指快速直接地刺入穴位、体表浅静脉，根据所刺部位可深可浅；斜刺多用于皮下软组织较少的部位，进针方向一般向上和皮肤呈15°～30°的夹角，让血液自然流淌；点刺是以三棱针针尖在皮肤上快速点刺，进针表浅，可以点刺一个部位，亦可在病变区点刺数十下。

2. 一次性采血针　即临床常用的检验用的指尖采血针。针头扁平而尖，针身扁阔，不能深入身体深部。只可浅刺，最多0.2～0.5cm，创口小，出血易于闭合，一般用于浅表静脉。针法可与上相同。

3. 一次性注射针尖　笔者在临床上体会到，各种型号的一次性注射针尖是临床最方便、实用的针具。其特点是，针尖锐利，痛苦小而又价格低廉，安全无菌。同时，可根据刺激部位随意选择针刺深浅，更便于操作。

（二）适当的体位

先根据刺血部位，将患者安排好适当体位，可以有站立位、坐位、仰卧位和俯卧位等体位。选择合适体位的目的是使患者感觉舒适，防止病人在针刺后移动体位，造成针刺通道的扭曲，甚至由于真皮层、结缔组织和血管的相对移位而形成出血通道的闭阻，出血不畅后而导致肿胀。

（三）选择进针点

血络即络脉、浅表血管，包括小静脉、微静脉和毛细血管。医生根据临床诊断所确定的疾病治疗方案进行选穴治疗。一般穴位的进针点应在相应穴位的络脉上针刺。

(四) 消毒

刺血治疗前，必须对所刺穴位进行碘伏消毒。

(五) 进针

左手按捺针刺的部位，不使血管移动，右手持针斜刺或平刺进针，要求准确、熟练、一针见血。快速将针平稳刺入静脉，深1～2cm左右，最理想的结果是血随针出，使之自然顺势流出。进针刺破皮肤、皮下行针、刺破血管、进入血管、退针时，手中应该有针感，做到心中有数，否则，针刺不准，或刺穿血管，或刺中深部静脉而不知道，甚至刺到动脉或刺穿动脉，给患者造成不必要的痛苦。

(六) 拔火罐

出针后出血一般为紫黑色，待血色自然转淡红，血流停止，再加拔火罐，留罐3～5分钟。无论采用何种针具，在出血自然停止后，都要在刺血的部位或穴位上加拔火罐。针刺后拔罐可使刺后不出血的部位吸出血液，也可使出血的部位再拔出一些血液，以减少瘀血。拔罐时间为5～10分钟。

(七) 再消毒

拔罐后，再用碘伏进行严密消毒。

(八) 刺血治疗后配合食疗、中药、西药及其他综合治疗

刺血治疗后，患者瘀祛而气弱，应鼓励患者回家加强营养，或者配合补中益气汤给予补气生血，加速新陈代谢，建立新的机体平衡体系。

二、刺络放血疗法的作用

经络内属于脏腑，外络于肢节，是气血运行的通路。如果经络运行气血的功能发生障碍，不仅会导致气血瘀滞，引起一系列的病理变化。针刺放血疗法就是一种有效的治疗方法。《针灸大成》记载“人之气血凝而不通，犹水之凝滞而不通也，水之不通，决之使流入湖泊。气之不通，针之使周于经脉”。针刺放血治疗疾病的主要作用是通过调整阴阳、疏通经络、调和气血，扶正祛邪而实现的。

1. 退热作用 针刺放血疗法可以泻热，它对于外感发热和阳盛发热比较好。如小儿外感发热、十宣或十二井放血常常有立竿见影之效。

2. 止痛作用 针刺放血疗法具有明显的止痛作用。中医认为不通则痛，通则不痛，放血疗法可以疏通经络、调理气血、消瘀化滞，所以常常产生迅速而明显的止痛作用。例如急性腹痛时曲泽放血，急性腰扭伤时委中放

血常常可以获得显著的效果。

3. 镇静安神作用　针刺放血疗法有镇静安神之功，临床上常用于癫、狂、失眠、抽搐等症。

4. 消肿作用　临床上常用放血疗法治疗跌打损伤引起的局部肿胀疼痛。

三、刺络放血治痛机制

通过三棱针刺激穴位，而且损伤皮肤的程度较毫针要严重得多，同时放出少量血液，所以对腧穴和经络的刺激量比较大，具有较强的疏通经络、活血化瘀之作用，止痛效果明显。三棱针刺络放血疗法对感染性疾病的血象有明显影响，对血管功能也有明显作用，并通过神经—体液的综合调节，对神经—肌肉的生理功能有良好的调整作用，同时有调动人体免疫功能，激发体内防御功能之作用，从而疏通经络，活血化瘀，完成其止痛之作用。赵舜华等发现经过刺血疗法治疗后，白细胞总数下降，淋巴细胞升高，中性粒细胞下降；郭佳士等将该疗法与青霉素对照组相比较，有显著性差异；金安德等临床还发现，刺血治疗前后的血象变化呈双向调节作用，它既可使升高的白细胞降低，又可使减少者回升；郑怀岳等对儿童感染性高热患者，进行了刺血治疗前后血象变化的比较，结果发现其变化从两个异端向正常值靠拢，最大增减值可达到正常的一倍；王秀瑞等临床观察，发现刺血疗法对血液中钾、钠、钙的含量有一定影响，刺络所出血中钾、钙含量比静脉血高，钠比静脉血低，并认为钙的增加与自然凝血机制有关，钾的增加与国内有关资料报道疼痛反应时血中致痛物质钾释放增加的结果相一致。

三棱针刺络放血疗法，主要依据“病在血络”而直接刺破血管出血。所以对血管功能的影响是客观存在的，从而达到活血化瘀而止痛之疗效。李澎涛等叩刺大椎出血，比较治疗前后脑血流图，其治疗后脑血流图的波幅增高，主峰角缩小，供血不足的状态得以改善。血瘀是与微循环障碍相关的病理现象，同时也是产生疼痛的主要病理机制。杨秀娟等观察以血瘀为主的几种病的病人，其结果表明：刺络对微血管的血色、流态、瘀点、流速等有明显改善。说明刺血改善了微循环障碍，缓解了血管痉挛，促进了血液循环，从而改善了组织缺氧状态。这与中医瘀血学说中消散郁结、活血化瘀作用相一致。并且观察了刺络后甲皱的连续60分钟不同效应，于30分钟达到高峰，60分钟保持稳定，其调节作用不仅是局部的，而且是全身的。

第七节　浮针疗法

浮针疗法是由南京浮针研究所符仲华博士首创的一种新型物理疗法。它通过使用浮针针具，结合特殊的操作方法来治疗很多局部性疾病和一些全身性疾病。

一、针刺前准备

（一）选择体位

浮针疗法体位的选择很重要，因为：①适宜的体位有利于病人放松，针刺产生刺痛的可能性就小；②浮针治疗时需要医师左手配合活动相应部分，如病人体位选择不当则不利于医师左手的顺利配合；③有时需要病人活动相应肢体以观察疗效。选择体位的两大原则：一是要有利于医生屈伸腕关节（因为进针主要是用腕关节的力量），也就是常说的“顺手”；二是要确保处于该体位时病人能够舒适放松。临床上常用的体位，主要有以下几种：

1. 仰卧位　适宜于取头、胸、腹部进针点和上下肢部位进针点的操作，腹部治疗时，下肢呈屈曲位，膝下垫枕。

2. 侧卧位　适宜于在身体侧面和上下肢部位的治疗。

3. 俯卧位　适宜于在头、脊背、腰臀部和下肢背侧进针点的操作。俯卧位时，枕头垫于病人胸下，病人双手交叉垫于前额，小枕垫在小腿上端。

4. 端坐位　适宜于颈肩部、上肢部进针点的操作，对于颈椎病的治疗，该体位最为常用。

5. 俯伏坐位　适宜于后枕部、上颈部进针点的操作，治疗急性哮喘发作时该体位最适合。

6.坐位　适宜于膝关节和下肢部位的进针点，这时患者的上身依靠墙壁或者稍前倾。

有以下的情况需要改变体位：

1. 病痛随着体位的不同而不同　如对于那些卧位时病痛不明显而站立时明显的腰腿疼痛患者，站立就是临床操作的合适体位。

2. 病痛面积大　颈椎病的治疗虽多采用坐位，但颈枕部的病痛采用坐位不能很好放松，因此，可以采用坐位治疗后，改为俯卧位继续治疗。

3. 病痛在活动过程中才出现或加剧　这种状况下治疗时必须使局部肢体保持活动状态，才可以取得良好效果。如患者在低头或者仰头时颈项部疼痛加重或者有牵拉感，医生需要用左手辅助患者活动头部，使头前后活动，这样可以大大增加效果。

（二）明确病痛点

符仲华博士认为，除非是神经元病变所致疼痛，几乎所有的疼痛都是肌筋膜触发点（myofascial trigger point，MTrP）的表现。MTrP 是个非常重要的概念，是浮针治疗的根本目标。但必须注意的是，病人所指病痛点并非一定就是 MTrP，MTrP 病人不一定可以感觉得到。所以，需注意以下几点：

1. 病痛范围大时，医者必须要求患者指出最痛点，病人表达不清时选中央。

2. 病痛范围小时，尤其是在关节附近或关节内部时，要让患者多次活动关节，使痛点更明确，然后固定那个导致疼痛的关节姿势，应势治疗。

3. 正常体位时病人不感觉疼痛，只有当摆到某一特定姿势时，病人才有疼痛，这种情况下浮针治疗，必须让病人保持这样的特定姿势，或者重复可以出现这个疼痛的动作。

在浮针疗法操作过程中，时常需要按压痛点以观察疗效，从而决定扫散的时间。因此，一旦确定病痛点，最好做出标记。

（三）确定进针点

浮针疗法的进针点和传统针灸的进针点——穴位有很大区别，其选择仅是根据病痛部位而确定治疗部位，一般依据以下原则：

1. 小范围病痛进针点宜近，大范围、多痛点的宜远　进针点与病痛点的距离越大，浮针疗法的效应越差，但影响的范围越大；反之，距离越小，效应越好，但影响范围越小。

2. 从远到近　尤其是对于大范围的病痛，进针点的选取要从远到近，而不能相反。这是因为进针后就不可避免地对组织有伤害，如果从近到远，远处的进针效应会受到近处针刺伤害的影响。

3. 进针点选择在病痛部位上、下、左、右处，这样便于操作和留管，但在关节附近或者在肋间，不必拘泥上下左右，可以斜取进针点。

4. 尽量避开浅表血管以免针刺时引起出血和刺痛。

5. 避开皮肤上的瘢痕、结节、破损、凹陷、突起等　进针点与病痛点之间不能有这些异常之物，但皮肤颜色的变化不包括在这些异常之物之列。只要是影响到皮下组织的异常之物，都是浮针疗法应该避开的对象。所谓突起，不仅仅指肿瘤脓疡等病理现象，也包括关节突起，因此，进针点与病痛处之间不能有肘尖、髌骨、桡骨茎突、尺骨小头、内踝、外踝等部位。

(四) 消毒

针刺前必须做好消毒工作，其中包括进针部位的消毒和医者手指的消毒。

1. 进针部位消毒　在需要针刺的部位，用75%酒精棉球（或棉签）擦拭即可，用酒精消毒，必须等酒精干后才可进针，以免导致病人刺痛。或先用2.5%碘酒棉球擦拭，然后再用75%酒精棉球脱碘。或者直接使用碘伏消毒。

在擦拭消毒液时应由进针点的中心向四周按同心圆的方式擦拭。当进针点消毒后，切忌接触污物，以免重新污染。

2. 医者手指消毒　施术前，医者应先将双手洗刷干净，待干后再用75%酒精棉球擦拭即可。

二、针刺方法

(一) 针刺的方向

浮针疗法对针刺的方向要求较为严格。针尖必须由远而近地直对病痛部位，若有偏差则效果不佳，一般来说，如果针刺方向偏离进针点与痛点的连线超过20°，疗效即大受影响。如果由近而远地反方向对着病灶，成180°，效果更不理想。

(二) 进针、退针、运针和扫散

1. 进针　进针前，医者左右手的拇指、食指分别捏住针座和管座，相反方向用力，使两者少许分离后再回归原位。目的是确保针座和管座两者没有粘在一起，可自由分离。

临床上一般用右手持针操作，主要是以拇指、食指、中指三指把持针柄，如持毛笔状，这时左手拇指、食指可以分居进针点两侧，轻按皮肤，调节皮肤的松紧度，使皮肤处于不紧不松的状态。

进针前针体与皮肤呈150°～200°，呈搁置状态。进针时针尖不要离开皮肤。进针时请用腕关节的力量，不要用肘关节或者肩关节的力量。用力要适中，透皮速度要快，但不要刺入太深，一般5mm左右，略达肌层即可。

进针时，要做到（持针）稳、（选点）准、（速度）快，这样才能把进针时发生刺痛的可能性和刺痛的程度减到最小状态。

2. 退针　在真皮层有大量的神经末梢，所以进针的速度越快病人越不会疼痛。为达到这样的速度，针尖往往会穿过皮下组织，深入到肌肉层，而浮针疗法所针对的组织是皮下组织，故需要退针。

浮针疗法在进针时拇指、食指和中指主要在针体的下方把持针柄，而在退针时需要有所改变；将拇指、食指和中指移到针体的上方来，提捏针柄，并用拇指、食指和中指的指腹感受针尖移动时肌肉的松紧程度。然后轻柔缓慢提拉针身，使针尖离开肌层，退至皮下。

针尖是否在皮下的标志有二：一是医生在提拉浮针的过程中有突然轻松的感觉；二是医生能够看到针尖在皮下形成隆起。这时，若松开手指对针体的提捏，针身随即倾倒，若在肌层则不易倾倒。

3. 运针　运针，是指针入到皮下至扫散前的一段操作过程。

退针后，确保浮针针尖在皮下后，即可放倒针身，做好运针准备。

运针时，单用右手持针，使针体沿皮下向前推进。推进时将针体稍稍提起，使得针尖略微翘起，不要使针体完全水平，这样可使针尖不深入到肌层。

运针时可见皮肤呈线状隆起。在整个运针过程中，医生右手感觉空松软滑易进，病人没有酸胀麻痛等感觉，不然就是针刺太深或太浅。如果在运针过程中，病人突感刺痛，或者医生突感阻力，这时，多半是因为针尖刺到血管壁。因此，运针过程能慢则慢，如医生突感阻力而病人还没有感觉到刺痛，迅速将针稍退，然后或上或下调整针尖方向，即可避免病人刺痛。运针过程中病人如果没有酸麻胀痛等感觉为最佳状况。

运针深度一般以将软套管全部埋入皮下为度。部分情况下，软套管不必全部埋入皮下，例如：在手指关节侧面或者其他小关节附近进针。

4. 扫散　扫散动作是浮针疗法的鲜明特色，是运针完毕到抽出针芯前针身左右摇摆的一系列动作。

扫散前，退后针芯，将管座上的突起放置于针座上的卡槽内，这时，针芯的针尖已经不再外露，而是几乎与软套管平齐。

操作方法：用右手拇指和中指捏住针座，食指和无名指分居中指左右两边。拇指尖搁置在皮肤上，以拇指为支点，食指和无名指一前一后做杠杆运动，这时针体做扇形运动。要注意以下三点：

(1) 扫散时拇指居于一侧，食指、无名指居于对侧，大体上与前述进针和运针过程一样，但是，扫散时紧贴针座的不是拇指的指腹，而是拇指的指甲侧面。

(2) 扫散动作不是以进针点为支点，也就是说，扫散时进针点也做小幅度地左右摇摆。

(3) 扫散动作要轻柔有节律，稳定、不或上或下，要圆中有方，方中带圆。扫散时神情要专注，心无旁骛，医者要细心体会针下的感觉和病人的反应。

扫散是整个浮针疗法操作中的主要环节，前期的所有操作都是为了进行扫散动作。扫散过程中，右手的熟练固然很重要，但左手的配合也很重要。如治疗颈椎病选取肘关节下方的进针点时，医患双方都取坐位，患者的患侧手应当放在医者的大腿上，扫散时医者一边右手操作，一边左手置于患者上臂做协调活动，这时医者的大腿若能与左右手协调活动，效果会更好。

扫散分为两种：平扫和旋扫。前者是针尖在一直线上来回，后者是针尖沿着顺时针或者逆时针方向做椭圆运动。平扫较为省力，比较常用，适合大多数情况。旋扫适用于比较顽固的病痛。

一个进针点的扫散时间大约为 2 分钟，次数为 200 次左右。一般扫散半分钟，50 次左右，即可以检验一下原病痛点是否有变化。

扫散完毕，抽出针芯，放回保护套管内。然后把胶布贴附于管座，以固定留于皮下的软套管。胶布的选用请注意：用纸质胶布或者胶质胶布为佳；不要用胶布条，要用整块胶布，其大小要足以覆盖整个管座，最好使用中央带干棉片的胶贴，干棉片可用于在没有消毒干棉球的情况下拔管时替代干棉球按压进针孔。

（三）留管和出针

扫散完成后，抽出针芯，通过固定管座使软套管留置于皮下的行为称为留管。它是针刺治疗全过程中的重要环节。留管的目的是为了保持镇痛效应。临床上常常发现运针完毕疼痛即减轻或消失，也就是说，浮针疗法有较好的即刻疗效，但若随即起管，病痛复发的可能性较大，留管可维持即刻疗效。

三、适应证与机制研究

浮针疗法其适应证经历了以下几个阶段，第一阶段主要是治疗四肢部的软组织损伤，第二阶段是治疗躯干部非内脏病变引起的疼痛，第三阶段是治疗内脏痛，第四阶段是治疗头面部疼痛，第五阶段是治疗非疼痛性疾病。目前治疗疼痛还是主攻方向，浮针疗法治疗疼痛，其首次治疗效果明显高于常规针刺，大部分痛证可针到痛止。

浮针疗法治疗四肢部位的软组织伤痛，如腱鞘炎、肌腱炎、网球肘、滑囊炎、关节炎等，由于这些病痛病理变化简单，范围局限，治疗次数不多，镇痛效果极佳。对躯干部位的病痛，如急性腰扭伤、慢性腰椎退行性病变、腰椎间盘突出症、颈椎病、肌纤维组织炎、副癌综合征、强直性脊柱炎、带状疱疹后遗痛，无论是即时疗效还是远期疗效，均优于传统针灸疗法。最初认为浮针疗法针刺部位浅，主要适用于软组织伤痛等病变部位轻浅的病症，对于内脏病变引起的疼痛一直未采用浮针治疗。临床试用浮针疗法治疗内脏痛，如泌尿系结石、癌性疼痛、胃脘痛效果也甚佳。治疗头面部疼痛和非疼痛性疾病如颞颌关节炎、副鼻窦炎、三叉神经痛、颈源性头痛等也获得了迅捷的疗效。

究其作用机制，符仲华认为，毫无疑问地与针刺入之皮下疏松结缔组织密切相关，其是浮针疗法获效的特殊结构和物质基础。皮下疏松结缔组织是液晶状态，具有压电效应和反压电效应；当用浮针行挤压、牵拉特别是扫散动作时（引徕点），导致液晶态的疏松结缔组织空间构型的改变，由于压电效应，释放出生物电；疏松结缔组织具有良好的导电性能，能够高效率地传导生物电；当生物电到达病变组织（效应点）时，产生反压电效应，改变细胞的离子通道，调动人体的内在抗病机制，从而迅速缓解病痛。浮针疗法可致显著的引徕效应。

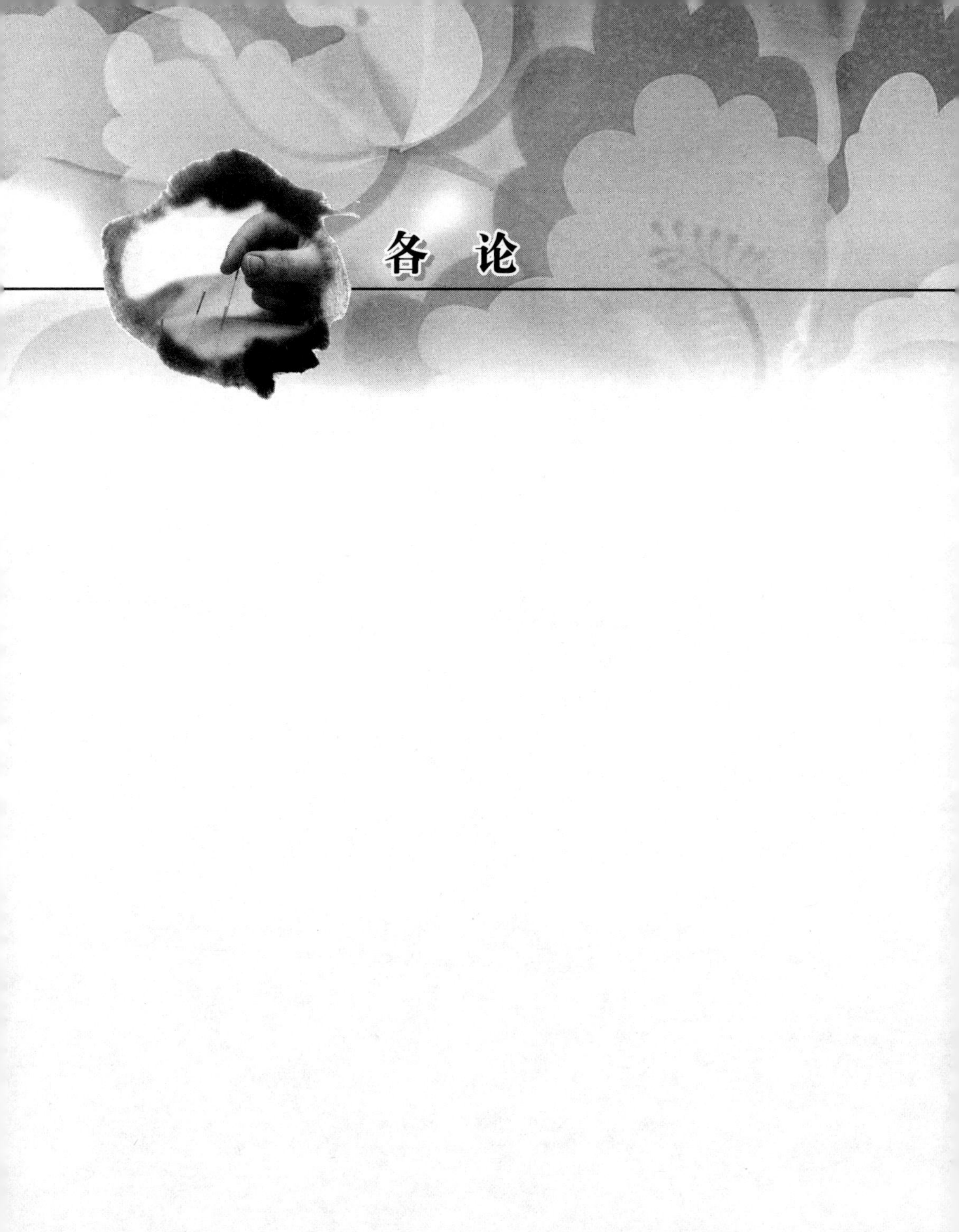

各论

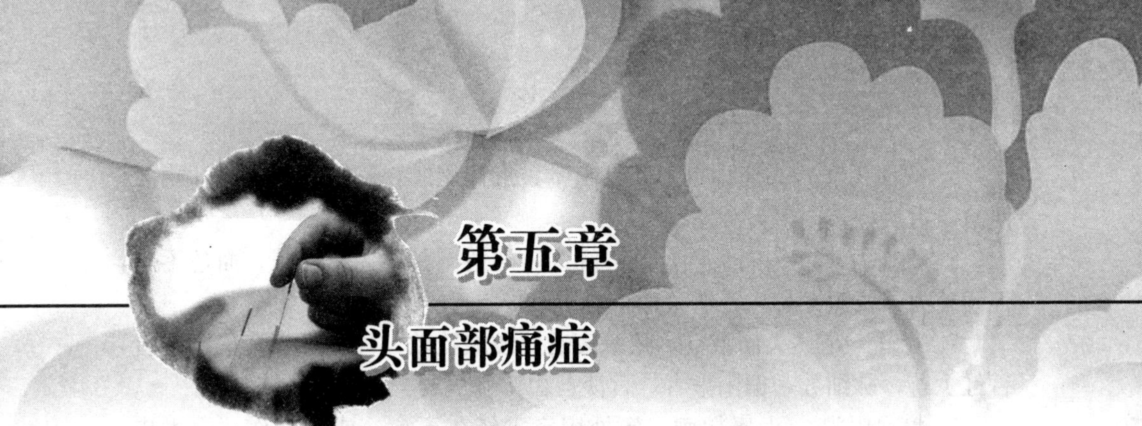

第五章 头面部痛症

头　痛

【概述】 头痛是病人的一种自觉症状，一般泛指头颅上半部，即眉毛以上至枕下部这段范围内的疼痛，面部疼痛不在其内，中医学认为浅而近者名“头痛”，深而远者为“头风”。外感六淫，内伤七情及跌扑瘀阻均可引起气血逆乱，瘀阻经络，脑失所养而发生头痛。临床上根据不同的原因，一般可分为血管性头痛、颅内高压或低压性头痛、紧张性头痛、外伤性头痛及头面五官疾患引起的头痛等。头痛发生的原理，颅外各种结构如头皮、肌肉、帽状腱膜、骨膜、血管、末梢神经等对疼痛较为敏感。其中颅外动脉、肌肉和末梢神经最为敏感，是造成头痛主要结构。颅内对疼痛最敏感的结构是硬脑膜、血管和脑神经。上述的各种疼痛敏感组织发生下列变化时，就会出现各种形式不同及部位不同的头痛。血管被牵拉、伸展或移位、扩张；脑膜受到刺激；头颈部肌肉收缩；神经受刺激或损伤；五官病变扩散或反射到头部；患者的精神因素等引起痛阈降低，以至于对疼痛的感受性增高。此外，体液的生改变，如5-羟色胺、去甲肾上腺素异常等、内分泌改变及某些药物也是造成头痛的原因之一。

【辨证】

1. 风寒头痛　头痛恶寒，痛连项背，受寒头痛加重，伴有形寒畏风，鼻塞流清涕，舌苔薄白，脉浮或浮紧。

2. 风热头痛　头部胀痛，发热恶风，面红目赤，口渴引饮，鼻流浊涕或便秘溲黄，舌红苔黄，脉浮数。

3. 风湿头痛　头痛如裹，好发于长夏梅雨季节，肢体困重，胸闷纳呆，小便不利，大便溏薄，舌质淡，苔白腻，脉濡数。

4. 肝阳头痛　头胀痛，眩晕、烦躁易怒，常因情绪紧张而诱发，睡眠不安，面红口苦，舌红，苔薄黄，脉弦。

5. 痰浊头痛　头痛昏重，兼见眩晕，形体肥胖，胸脘痞闷，呕吐痰涎，便溏，舌淡，苔白腻，脉濡缓。

6. 气血亏虚　头痛头晕，其势绵绵，遇劳则甚，休息痛减，面色不华，神疲乏力，气短懒言，舌淡苔白，脉沉细弱。

7. 肾气不足　头痛脑空，眩晕疲乏，腰酸腿软，耳鸣耳聋，偏阴虚者，舌红少苔，脉细数，偏阳虚者，舌淡苔白，脉沉弱。

8. 瘀血阻滞　头痛如刺，痛处固定，经久不愈，或有外伤、手术史，舌紫暗，边有瘀点，脉细涩。

【治疗】

治疗原则：通络止痛，按“以痛为腧”及循经取穴的理论，采取远近配穴为主治疗。

1. 体针疗法

取穴：太阳、百会、头维、风池、印堂、合谷、足三里、太冲。

辨证加减：风寒头痛加列缺、外关、风府；风热头痛加曲池、大椎；风湿头痛加阴陵泉、偏历；肝阳头痛加太冲、太溪；痰浊头痛加丰隆、中脘；气血亏虚加气海、足三里、血海；肾气不足加肾俞、关元、太溪；瘀血阻滞加血海、三阴交、膈俞。

治疗头痛还可以根据部位，循经取穴。前额痛：取上星、印堂、合谷、足三里；巅顶头痛：取百会、太冲、涌泉；偏头痛：取太阳、外关、悬钟；后头痛：取天柱、后溪、昆仑。

操作：每次选用5～7穴，各穴施以中等或较强刺激，留针20～30分钟。可间歇行针，一般每日1次，5～10次为1疗程。

2. 耳针疗法

取穴：相应区（额、颞、枕）、神门、皮质下；前额痛加胃，巅顶头痛加肝，偏头痛加胰（胆），后头痛加膀胱。

操作：耳毫针针刺，用强刺激手法捻转1～2分钟，留针30分钟，间歇行针。头痛持续者，可进行耳穴埋针或埋豆2～3日一次。

3. 皮内针疗法　选用头维、太阳、合谷、列缺、足三里，每次可取头部1穴、四肢1穴，用揿针刺入，胶布固定，留置1～2日。

4. 刺络放血疗法　选用太阳、中冲或头部曲张暴露静脉，点刺出血少许。

5. 穴位注射疗法　用当归红花注射液或天麻注射液做痛点或风池穴位注射，每穴注射0.5～1ml，注意掌握风池穴的深度不要超过0.5寸。

【按语】临床采用针灸治疗头痛时，首先要了解起病的缓急，区分头痛的性质方可进行针灸治疗，一般急性起病多为炎症，如流行性脑膜炎，头部外伤及血管性病变，这些都需要应用中西医结合应急处理，慢性头痛，若痛处固定，治疗效果不显著，应进一步明确诊断，防止误诊。对于器质性病变，如鼻咽癌、颅内肿瘤等引起的头痛，在已明确诊断情况下配合化疗，同时也可以用针灸止痛。

偏 头 痛

【概述】 偏头痛是一间断性、反复发作的以一侧或双侧搏动性头痛为特征的疾病；发作时可伴有视觉、感觉、运动、情绪紊乱及胃肠道等自主神经症状。女性发病率高于男性，女∶男为 4∶1，30%～60%患者有家族史；本病属中医“头痛”“头风”范畴，中医亦称“偏头痛”。

本病发作前常有几分钟或几十分钟的先兆，表现为眼前闪光、暗点、黑团、视野缺损、视物不清或幻觉。个别患者出现头晕，肢体麻木，面红或苍白等症状。当先兆消失后，继则出现头一侧或双侧剧烈疼痛，多呈搏动性跳痛、钻痛、钝痛或刺痛，部位多在眼眶与颞部，体位改变或用力皆可使头痛加重。每次头痛持续数小时至数日，并可伴有恶心、呕吐、畏光闭目、喜静怕吵、烦躁、面色苍白、厌食。本病呈周期性发作。

【治疗】

1. 体针疗法

取穴：翳风、头维、丝竹空透率谷穴。

操作：用 1.5 寸毫针先针翳风及头维穴，用捻转或提插手法，使患者有明显酸、麻、胀感时，再用 4 寸毫针刺入丝竹空穴，针尖直达率谷穴方向，沿皮下透刺约 1.5 寸时，捻转 10～20 次，使针感扩散至头部有酸、麻、胀感为止；留针 40 分钟，每隔 10 分钟捻针 1 次，每日 1 次，6 次为 1 疗程。

2. 电针疗法

取穴：主穴：风池、率谷、翳风、中渚。

配穴：气血亏虚加足三里；肝阳上亢加太冲；痰浊内阻加中脘、丰隆；肾虚加太溪；恶心呕吐加内关。

操作：进针得气后，选主穴 2 个，接电针治疗仪，电流量由小至大，以病人能耐受为度。每次 30 分钟，每日 1 次，6 次为 1 疗程。

3. 穴位注射疗法

取穴：主穴：风池、太阳、合谷。

配穴：攒竹、印堂、翳风。

操作：用维生素 B_1 注射液 100mg、维生素 B_{12} 注射液 100μg 每次选一主、配穴 3～4 穴。每穴注药 0.5ml，隔日 1 次，6 次为 1 疗程。

4. 耳针疗法

取穴：主穴：额、枕、神门、皮质下。

配穴：心、肝、耳尖、胰胆。

操作：以主穴为主，酌加配穴，每次选 4～5 穴，施以强刺激，留针 30 分钟，每日 1 次，6 次为 1 疗程，两耳交替使用。

5. 梅花针疗法

取穴：太阳，风池，头维。

操作：局部常规消毒，用梅花针反复叩刺上述穴位，直至皮下微出血为度，隔日 1 次，6 次为 1 疗程。

6. 艾灸疗法

取穴：太阳、风池、率谷、头维、头临泣、外关。

操作：每次选用 3～4 个穴位，采用温和灸，将点燃的艾条置于穴位上 3～4cm 处。以患者感觉局部皮肤温热舒适为度，每穴灸 10～15 分钟，每日灸治 1 次，6 次为 1 疗程。

7. 刺络拔罐疗法

取穴：太阳。

操作：常规消毒后、用三棱针点刺太阳穴出血，然后再拔火罐，每次留罐 10～15 分钟，隔日 1 次，6 次为 1 疗程。

【按语】 针灸治疗偏头痛有较长的历史和较好的效果，从目前报道资料来看，多数医家主要是应用毫针、电针、水针、耳针、梅花针、艾灸及刺络拔罐疗法治疗。本病应注意外界因素诱发偏头痛的发作，要避免某些外界刺激，如强光刺激、烈日照射。气候变化时要注意起居，避免过冷过热。避免紧张刺激和精神疲劳，劳逸结合。

紧张性头痛

【概述】 紧张性头痛也称肌收缩性头痛，为常见的慢性头痛，多见于青壮年，以女性为多。其病理生理基础是头部与颈部肌肉持久的收缩。引起这种收缩的原因，可能是焦虑或忧郁伴随精神紧张的直接结果，或是其他原因的头痛或身体其他部位疼痛的一种继发症状，也可由头、颈、肩胛带姿势不良引起。肌收缩本身及因收缩导致血流减少均可引起头痛。

紧张性头痛多为两额、后枕及颈项部持续性钝痛。患者常述头部有紧箍或重压感。一般病人晨间醒来或起床后不久即感头部不适。常由紧张、疲乏、喧闹等引起，下午或傍晚加重，焦虑和情绪紧张可促发和加重。常伴头晕、健忘、失眠等。

检查可见枕颈部肌肉痉挛及压痛，有时有结节、条索样物，常见头及颈部活动受限。

【治疗】

1. 体针疗法

主穴：天柱、风池、后溪、承山、颈夹脊。

肝气郁结者加合谷、太冲，肝阳上亢者加太冲、阳陵泉，气虚血瘀者加血海、足三里，痰湿阻络者加丰隆、阴陵泉。

操作：风池、后溪、承山、合谷、太冲、阳陵泉、血海、丰隆、阴陵泉用较强刺激，天柱、颈夹脊、足三里用平针法。

每次选用5～7穴，各穴施以中等或较强刺激，留针20～30分钟。可间歇行针，一般每日1次，5～10次为1疗程。

2. 耳针疗法

取穴：神门、皮质下、脑干、枕、颈、膀胱、敏感点。

操作：耳毫针针刺，用强刺激手法捻转1～2分钟，留针30分钟，间歇行针。头痛持续者，可进行耳穴埋针或埋豆2～3日一次。

3. 皮肤针疗法

取穴：体针所取穴位、脊椎两侧及肌紧张局部。

操作：从百会穴向下呈网状形叩打数行至枕部，频率大约90次/分，中度刺激，至皮肤局部潮红或有丘疹，每日一次。或沿脊椎两侧夹脊穴、颈部肌紧张局部及体针所选穴位，重叩或中度手法叩刺，每次10分钟，隔日一次。

4. 穴位注射疗法

取穴：头维、率谷，阳白、风池、百会、阿是穴。

操作：选维生素B_{12}注射液，每次每穴注射药液0.5～1ml，每日1次，连续使用3日。

【按语】 紧张性头痛的预防非常重要，在缓解期可以通过几个方面来注意预防发作。

1. 要注意早晚的保暖，注意早、中、晚衣服的增减。

2. 饮食上要注意多食用酸甘养阴之物，如西红柿、百合、青菜、草莓、橘子等，忌食辛辣、油腻的食物；

3. 要调节情绪，不要给自己过多的压力，不要一天到晚埋头于书本，要多走出家门到户外进行锻炼，尽量缓解、放松情绪。

4. 少吹冷风，减少自己压力，学会做深呼吸调节心理的紧张抑郁情绪，多喝水（大部分的头疼状况都是由于脱水引发的）。

5. 尽量增加自己休息睡眠的时间，因为充足的休息可以缓解精神上的紧张和抑郁。特别是中午，睡午觉是一个不错的选择。

宿醉头痛

【概述】 大量饮酒后隔天早晨出现的弥漫性搏动性头痛，是由于血管扩张所造成。在慢性酗酒病例中宿醉头痛很轻或完全不发生。

【治疗】

1. 体针疗法

主穴：太阳、率谷、风池、足三里。

操作：太阳、风池、率谷强刺激，足三里平针法。留针 30 分钟，间歇行针。头痛持续者，可进行耳穴埋针或埋豆 2～3 日一次。

2. 耳针疗法

取穴：神门、皮质下、额、颞、枕、胃、肝、肾、膀胱、肾上腺。

操作：耳毫针或压豆，于饮酒前治疗可预防，于饮酒后治疗可恢复。针刺得气后行捻转手法，留针 30 分钟。压豆则每日按压 5 次，每次按压 5 分钟。

精神性头痛

【概述】 神经官能症病人的头痛主要为头痛、头昏、脑胀，头痛多不剧烈，为胀痛、钝痛或头部麻木感、紧束感、头脑不清等。头痛的原因主要是疼痛耐受性的阈值降低与肌肉的紧张。头痛同时伴有失眠、注意力不集中、记忆力减退、烦躁不安等。症状的出现与加剧与患者的精神状态有关。患者虽然有长期严重头痛，但并不妨碍日常生活。临床检查亦无器质性病变的特征。

【辨证】 本病中医辨证可分为气虚头痛、心脾两虚头痛、阴盛阳亢头痛、肾虚头痛。

1. 气虚头痛伴有情绪低落、失眠、难以入睡、多疑、注意力不集中等。

2. 心脾两虚头痛伴有精神不振、多思多虑、失眠、多梦、易醒或多寐，健忘等。

3. 阴虚阳亢头痛伴有情绪不稳、烦躁易怒、惊恐悲泣、虚烦不寐、多梦、健忘、多疑等。

4. 肾虚头痛伴有精神萎靡、倦怠少动、多卧少眠、易醒、兴趣减低、健忘等。

【治疗】

1. 体针疗法

取穴：百会、四神聪、印堂、内关、神门、三阴交、足三里。

气虚头痛者加气海，心脾两虚者加心俞、脾俞，阴虚阳亢者加太冲、太溪，肾虚头痛者加肾俞、神阙。

操作：百会、四神聪、印堂除阴虚阳亢头痛外均用平针法，其余用弱刺激；内关、神门平针法，三阴交、足三里、气海、心俞、脾俞、太溪、肾俞用弱刺激；神阙用灸法；太冲可较强刺激。

每次选用 5～7 穴，各穴施以中等或较强刺激，留针 20～30 分钟。可间歇行针，一般每日 1 次，5～10 次为 1 疗程。

2. 耳针疗法

取穴：神门、心、皮质下、脑点、肾、脾、肝、内分泌、胃。

操作：毫针针刺，每日 1 次，每次选 4～5 穴，双耳交替，刺激不宜太重。压豆法或埋针法，每周 1 次，单耳或双耳均可。

3. 穴位注射疗法

取穴：风池、足三里、三阴交、心俞、肝俞，脾俞、肾俞。

操作：用 0.25％盐酸普鲁卡因或维生素 B_1 或胎盘组织液注射于穴内，每穴注 0.5～2ml 药液，每日 1 次，10 次为一疗程，休息 5 天，继续进行第 2 个疗程。

4. 灸法

取穴：百会、神阙、足三里、涌泉。

操作：可用艾条灸法，根据实际情况掌握灸量与灸治时间，特别是百会穴。一般百会灸 5～20 分钟。肝阳上亢者少灸或不灸，其余诸穴每次可灸 10 分钟乃至更长。

蛛网膜下腔出血

【概述】 蛛网膜下腔出血是指脑表面或脑底部血管破裂。血液直接进入蛛网膜下腔而成，也称为自发性或原发性蛛网膜下腔出血，因外伤或脑实质出血破入蛛网膜下腔者，为继发性蛛网膜下腔出血。本病任何年龄均可发病，但以 30～60 岁多见，约占急性脑血管病的 10％～20％，死亡率约为 25％。本病无意识障碍者，属中医学“头痛”范畴，有意识障碍及肢体瘫痪者属“中风”范畴。

本病多在活动中突然起病，常有情绪激动，过分用力及饮酒等诱因，但也可发生在睡眠中，部分患者既往有头痛发作史。出血量大时可有颅内压增高征象，可有短暂轻微的意识障碍，但多数无明显意识障碍。临床表现为剧烈头痛，频繁呕吐，多为喷射性、反复性、颈项强直，脑膜刺激征明显。若出血灶刺激大脑皮质运功区有癫痫发作。部分病人可有偏瘫、单瘫，也可伴有偏身感觉障碍、失语、同向偏盲等。

检查：脑脊液与脑 CT 检查可明确诊断。

【治疗】

1. 体针疗法

取穴：合谷、太冲。

随证配穴：恶心呕吐加内关、足三里；昏迷不省人事加十宣放血；痰多加肺俞、丰隆；抽搐加大椎。

操作：针刺主穴用较强刺激或平针法，以患者能忍受为度。5～10 次为 1 疗程。

2. 耳针疗法

取穴：皮质下、枕、额、神门、心、脾、肝阳、三焦。

操作：每次选 4～5 穴，用 0.5 寸毫针直刺、得气后小幅度快速捻针 1 分钟，留针 30～60 分钟。每日 1 次或 2 次。5～10 次为 1 疗程。

3. 眼针疗法

取穴：双上、下焦区。

操作：用 0.5 寸毫针，以左手指压住眼球。使眼眶皮肤绷紧，右手持针在眼眶缘周穴区 0.2 寸许沿皮刺，不施手法，留针 5～10 分钟。出针时，用干棉球压迫针孔，避免出血，每日 1 次。10 次为 1 疗程。

【按语】 针灸治疗本病，据国内文献报道，主要用毫针疗法、头针疗法、耳针疗法及眼针疗法。有资料提出应及早配合针灸，能促使脑细胞的早期恢复。但本病起病，颅内压高、头痛剧烈时不宜采用头颈部穴位。手法恰当为宜。

本病再出血一般在 4 周内多见，所以绝对卧床至少 4 周。不要过早下床活动，避免不必要的搬动及过分用力咳嗽和情绪激动。并要保持大便通畅，否则有导致再出血的危险。

三叉神经痛

【概述】 三叉神经痛是指面部三叉神经分布区内出现阵发性剧烈疼痛。临床上以第二支、第三支发病为多见。本病发病年龄在中年以后，女性患者居多。多发生在一侧，亦有少数两侧俱痛者。按病因可分为原发性和继发性两种。找不到确切病因的三叉神经痛称为“原发性三叉神经痛”。继发性三叉神经痛（症状性三叉神经痛）是指由颅内外各种器质性病变引起的三叉神经继发性损害而致的三叉神经痛。按发生部位分类，分为双侧性及单侧性三叉神经痛。又可进一步分为：第一支痛，第二支痛，第三支痛。发病部位右侧多于左侧。疼痛受累分别以 2、3 支同时受累最多见，单支受累较多者为第二支。

临床疼痛发生为阵发性，在二次发作期间，病人无任何疼痛。发作时，则似闪电样、针刺样。疼痛发作常表现为骤发、阵发式，可持续 15 分钟或更长时间，发作频度从 1 天数次至 1 个月几次不等。沿神经支配区放射。疼痛部位：不超出三叉神经支配范围，常局限于一侧。虽 3 支均可累及，但以第二、三支最常受累，约占 95%。疼痛发作常由说话、咀嚼、刷牙和洗脸等面部随意运动或触摸面部某一区域（如上唇、鼻旁、眶上孔、眶下孔和口腔牙龈等处）而被诱发。这些敏感区称为“扳机点”或“触发点”。发作时可伴有同侧面肌抽搐、面部潮红、流泪和流涎，这种特殊面容又称痛性抽搐。病人常用手揉擦同侧面部以求减轻疼痛（其实并不能减轻疼痛）。久而久之，面部皮肤变得粗糙、增厚和眉毛脱落。为避免发作，病人不敢吃饭、洗脸，面容憔悴、情绪抑郁。

客观检查多无三叉神经功能缺损表现及其他局限性神经体征。偶可在其某一支的支配区内出现疱疹，系因半月神经节带状疱疹病毒感染所致。

【治疗】

1. 体针疗法

取穴：第一支取鱼腰、阳白、下关、合谷、内庭。

第二支取四白、颧髎、下关、合谷、内庭。

第三支取夹承浆、下关、合谷、内庭。

随证加减：风寒型加外关、列缺；风热型加曲池、丰隆；肝郁化火加太冲、行间；气虚血瘀加三阴交、血海、关元、足三里。

每次选用 5～7 穴，各穴施以中等刺激，留针 20～30 分钟。可间歇行针，一般每日 1 次，5～10 次为 1 疗程。

2. 耳针疗法

取穴：面颊、神门、皮质下、缘中、口、眼、肝。

操作：每次选 4～5 穴，用 0.5 寸毫针直刺、得气后小幅度快速捻针 1 分钟，留针 30～60 分钟。每日 1 次或 2 次。5～10 次为 1 疗程。

3. 皮内针疗法　每次取面部触发点，常规消毒后将皮内针埋入皮下，用胶布固定。3 天左右取下，换附近另一点再埋针。

4. 穴位注射疗法　用山莨菪碱注射液 10ml、维生素 B_{12} 注射液 0.1mg，根据疼痛部位，第 1 支取鱼腰，第 2 支取四白，第 3 支取承浆或下关，每次注射药水 0.5～1ml，每日或隔日 1 次，10 次为 1 个疗程。

【按语】 对原发性三叉神经痛，早期疗效比较好，后期反复发作较难根治。对继发性要特别警惕肿瘤的压迫。对肿瘤压迫的三叉神经痛，或放疗期间，放疗后出现的三叉神经痛，在治疗原发病的同时，也可以配合针灸止痛，仍可以取得一定的止痛效果。少数患者，病程较长，正气虚，可采用久留针的方法以扶正祛邪。

流行性腮腺炎

【概述】 流行性腮腺炎是由腮腺炎病毒引起的急性呼吸道传染病。其临床特征为腮腺非化脓性肿胀、疼痛、发热伴咀嚼受限，并有累及各种腺体组织或脏器的倾向。属于中医学“痄腮”范畴。

本病因感染腮腺炎病毒而发病，其传染源主要是早期病人和隐性感染者。病毒侵入上呼吸道及眼结膜，在黏膜上皮细胞中繁殖后侵入血循环，播散到腮腺和中枢神经系统等器官，引起腮腺炎和脑膜炎。病毒在这些器官中增殖后，再次侵入血循环，引起睾丸等其他器官的炎症。腮腺以非化脓性炎症为特征。一般预后良好，极少数并发脑炎、脑膜炎者可出现昏迷、惊厥等症状。

本病全年均可发病，但以冬、春季为发病高峰，呈流行或散发。主要侵犯儿童，90%的病例发生在5～15岁年龄组。潜伏期18天左右。多数患者无前驱症状，少数可有短暂的倦怠、低热、食欲不振、全身不适、结膜充血、咽部肿痛等前驱期表现。1～2日后腮腺逐渐肿大，体温可达39℃以上。腮腺肿大常先由一侧开始，也有两侧肿者。一般以耳垂为中心，向前、后、下发展，边缘不清，同时伴有周围组织水肿。局部皮肤紧张发亮，具有弹性感，表面灼热并有触痛，数日后对侧腮腺也可肿大。腮腺管口早期可有红肿，严重者可累及颌下腺、舌下腺和颈淋巴结。腮腺肿大多在1～3日达到高峰，持续4～5日后渐退，全程4～10日。非典型病例腮腺始终不肿胀，而以睾丸炎、脑膜炎为主要表现，也有仅见颌下腺或舌下腺肿胀者。患病后可获得持久的免疫力。

【治疗】

1. 体针疗法

取穴：颊车、翳风、风池、外关、合谷。

辨证加减：风热郁遏者可配风池；邪毒亢盛者可配大椎、曲池、关冲，热郁肝经者可配大敦、曲泉、归来；邪毒内陷者可配人中、劳宫、阳陵泉；头痛者可配印堂、头维、阳白；颈项强直者可配大杼、天柱。

操作：每次选用3～5穴，针刺轻、中等刺激，留针20～30分钟，每日

1～2 次。5 次为 1 疗程。留针 30 分钟，高热病人适当延长留针时间，每隔 5～10 分钟行针 1 次。

2. 艾灸疗法

取穴：角孙、大敦、大椎。

操作：角孙穴用灯心草灸，将患侧角孙穴处头发剪去，常规皮肤消毒，用灯心草蘸植物油点燃，对准角孙穴迅速点灸皮肤，一点即起，灸时听到“啪”的一响即可，反复操作数遍，每日 1 次，此法适用于轻症儿童。大敦穴用小艾炷施无瘢痕灸，每次灸 5～7 壮，每日 1 次。大椎穴可用大艾炷施无瘢痕灸，每穴灸 5～7 壮，每日 1 次，高热患者每日 2 次。

3. 刺络放血疗法

取穴：耳尖、委中、尺泽、十宣。

操作：每次选 1～2 穴，每穴可放血数滴。尺泽与委中可在刺络后加拔火罐。

4. 耳针疗法

取穴：对屏尖、神门、面颊、皮质下。

操作：每次选 2～3 穴，毫针用中、强刺激，留针 20～30 分钟，每隔 5～10 分钟行针 1 次。疗程同针刺法。

【按语】 流行性腮腺炎，针灸疗效较好，有局部消肿和整体调整的作用。针灸不但能减轻腮部、少腹部及睾丸疼痛，而且还有抗炎、消肿、退热等作用。在治疗中，应及时有效地将过高体温控制下来，可用较强刺激针刺大椎、曲池、合谷、外关等穴。大椎穴可加灸，必要时可在耳尖、委中、十宣等处适度放血。病情重者，每日治疗可达 2～3 次. 有助于疗效的提高。轻症儿童患者还可用灯火灸治疗。但若出现脑膜炎、脑膜脑炎等严重并发症时，应中西医结合综合治疗。

本病治疗急性期宜呼吸隔离、卧床休息至肿胀消退后为止。并注意口腔卫生，进流质或半流质饮食，禁食酸辣等刺激性食物，供给足量水分。冷敷或热敷肿胀部，以减轻疼痛。用 1% 双氧水漱口，每日 5～6 次。一般病例，仅需对症处理。

颞下颌关节功能紊乱综合征

【概述】 颞下颌关节功能紊乱综合征是以下颌关节运动障碍，关节运动时疼痛或弹响为主要特征的口腔科常见病之一。以 20～30 岁患病率最高，女性多于男性。本病由多种因素引发，主要有咬合关系紊乱，或两侧关节发育不对称造成下颌运动不协调，关节负荷过重，同时与情绪因素有关。

本病属中医学“痹证”范畴。

本病好发于青壮年，病程长，反复发作，与劳累、忧虑、寒冷有关，可有外伤史，伴咬合关系紊乱，两侧发育不对称。X线片可显示关节结构异常。

【治疗】

1. 体针疗法

取穴：下关、耳门、足三里、外关。

操作：进针得气后，用平补平泻法，留针30分钟，每日1次，10次为1疗程。

2. 电针疗法

取穴：同毫针疗法。

操作：选用1对穴，进针得气后接上电针仪，选用连续波或疏密波，电流量以患者能耐受为度，每次15～20分钟。每日1次，10次为1疗程。

3. 穴位注射疗法

取穴：患侧足三里穴。

操作：患者取侧卧位。局部常规消毒，用5ml注射器和针头抽取复方丹参注射液2ml，垂直刺入患侧足三里穴，待有酸、麻、胀感时，抽无回血，将药液缓慢推入。然后出针，隔日1次，6次为1疗程。

4. 耳针疗法

取穴：上颌、下颌、面颊、三焦、肝、胆、胃。

操作：每次选取3～4穴，用1寸毫针以中强刺激，留针30分钟，期间每隔10分钟行针1次，每次只针刺1侧耳，双耳轮用，每日1次，10次为1疗程。

5. 温针疗法

取穴：患侧下关、颊车、合谷穴。

操作：进针得气后，施提插捻转或平补平泻手法，留针30～60分钟，期间在下关穴的针柄上套上1.5～2cm长的艾条一段，将其近端点燃，待艾条完全熄火后将其灰烬取下，再套上艾条1段燃烧，如此或复3次，每日1次，6次为1疗程，休息3～4日，再进行第二疗程。

【按语】 颞下颌关节紊乱综合征为口腔科常见疾病，以颞下颌关节处疼痛、说话、咀嚼、咬合时加重或有弹响为特点。治疗以局部解除痉挛、消炎止痛为主旨。针灸推拿结合各种理疗措施在本病各期均可有较好疗效，其中以温针灸效果较佳。目前尚不明确的是其结构损伤因素之外的发病机制，如精神紧张、寒冷刺激如何导致发病。难点在于疗效常受咬合关系紊乱影响而难以稳定，而咬合关系常为先天性形成，矫正颇为复杂，且病程较久者关节结构发生损坏后一般疗法效果不佳。治疗时当辨明发病原因为功能紊乱还是结构损伤。有针对性地进行病因调整，如：心理治疗、及时修补缺损牙齿、控制类风湿关节炎的发展，治疗期间患者本人亦当有意识地控制张口程度和咀嚼力度。

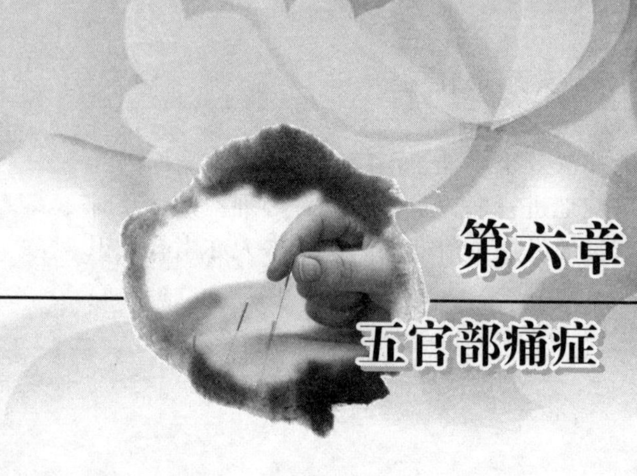

第六章 五官部痛症

急性结膜炎

【概述】 急性结膜炎是由细菌或病毒感染引起的球结膜的急性炎症。中医学称之为“风热眼”、“目赤肿痛”、“天行赤眼”等。俗称“红眼”或“火眼”。中医学认为，本病系由感受风热毒邪，或肝胆火盛，血热上冲所致。若急性期失于治疗，邪毒未清，可以转为慢性结膜炎。

本病以结膜充血水肿、流泪、异物感、灼热感、分泌物增多为特征，多发于春秋季节，具有一定的传染性。

【治疗】

1. 体针疗法

取穴：太阳、合谷、太冲、风池、上星、攒竹、行间。

操作：上穴均用泻法。太阳、上星两穴，可点刺放血。每日1次，不拘疗程。

2. 耳针疗法

取穴：耳尖。

操作：点刺放血。每日1次或2次，不拘疗程。

3. 拔罐疗法

取穴：太阳穴。

操作：该穴局部常规消毒后点刺，接着拔罐，每日1次。

4. 皮肤针疗法

取穴：眼区、颈部、风池、太阳。

操作：眼区施以轻叩刺，余处施以中度叩刺，每日1次。

【按语】 针刺治疗急性结膜炎，有消炎止痛之效，可明显缩短病程，还有预防发病的效果。在治疗期间，如用冷盐水洗眼，可加速病愈。

青 光 眼

【概述】 本病是由于眼内房水排出受阻，引起眼内压增高所致的眼病。是眼科常见的疾病之一。临床上以眼压增高（眼压正常值为10～21mmHg之间），伴有头痛，偏头痛，视力下降为主要特征，若不及时治疗，往往导致失明。中医学属“青风内障”“绿风内障”范畴，多发生于老年人，女性较多，常双眼同病或先后发病，虽有急慢性之分，但症状接近，危害相同。

现代医学将本病分为先天性、原发性和继发性三种。先天性青光眼是因眼房发育不良所致，继发性青光眼则是继发于其他眼病（如瞳神干缺、眼内障、眼外伤等）而成，故不在急症讨论之列。原发性青光眼又分为单纯性（非充血性）和充血性两种。其中单纯性（非充血性）青光眼，病程缓慢，自觉症状不明显，视力丧失于不知不觉之中，故也不作急症论。唯其充血性青光眼，发病急，变化快，若迁延失治或误治，每可导致失明，而且头痛剧烈，故此以介绍充血性青光眼的治疗为主。

【辨证】 本病按照中医辨证，分为肝胆火炽型与阴虚火炽型。前者证见患眼胀痛，及患侧头痛，虹视、视力急剧下降、眼压增高，兼见恶心、呕吐、寒热交作、大便秘结、小便赤涩，舌质红，舌苔黄厚、脉弦数。急性充血性青光眼属此型。后者证见自觉患眼轻度胀痛，虹视、头痛、眩昏阵作，瞳散视昏，眼压轻度或中度增高，视力下降。兼见头昏眼花。心悸耳鸣，失眠多梦，睡眠欠佳，口苦咽干，舌红少苔或苔薄，脉细数，多为慢性充血性青光眼。

【治疗】

1. 体针疗法

取穴：合谷、攒竹、瞳子髎、风池、行间。

随证加减：肝胆火炽者，刺太冲、肝俞；阴虚火旺者，刺太溪、三阴交；寒热往来者，加曲池；恶心呕吐者，加内关、中脘、足三里；偏头痛者，加太阳、率谷。

毫针刺以轻或中等刺激，留针30分钟。可间歇行针，也可加用电针，每日1～2次。

2. 耳针疗法

取穴：交感点、肝、眼、降压沟、肾。

主穴用强刺激，留针30分钟，（或用埋针），每日1次。

【按语】 针刺疗法治疗急性充血性青光眼有显著降压作用，能缓解其他症状。若能针药并施往往收效更佳。若经治疗，症状仍无好转，眼压仍不能控制，宜考虑手术治疗。

治疗期间，应避免精神刺激和疲劳，对于烟、酒浓茶及辛辣刺激品也须禁忌。眼外伤、炎症或有视力疲劳症状者应尽早检查，防止青光眼的发生，一旦发生青光眼，应尽早治疗，以免病情发展。

睑腺炎

【概述】 睑腺炎是一种睑腺组织的化脓性炎症，根据被感染的睑腺部位不同而有内、外睑腺炎之分。如睫毛囊周围的皮脂腺受葡萄球菌感染的急性化脓性炎症即称为外睑腺炎；而睑板腺受感染而引起的急性化脓性炎症为内睑腺炎。

本病表现为眼睑局部有水肿、充血、胀痛和压痛。用手指触碰患区，有局限、范围清晰的痛觉敏感点或坚硬结节。重者可引起眼睑及邻近球结膜水肿，耳前淋巴结肿痛。如炎症系由一个局限的腺组织扩展到其他腺组织时，则可形成多个脓点，常伴有恶寒、发热等全身症状。

本病需与眼睑浅部溃疡、急性泪囊炎等鉴别。

【治疗】

1. 体针疗法

取穴：承泣、四白、合谷、阴陵泉、太阳、行间。

毫针刺以轻或中等刺激，留针 30 分钟。可间歇行针，也可加用电针，每日 1～2 次。

2. 耳针疗法

取穴：眼、神门、皮质下、肝、肾、肾上腺。

毫针针刺以中强刺激，留针 30～60 分钟。每日 1～2 次。可加用王不留行籽按压以维持疗效。

3. 刺络拔罐疗法　患侧太阳穴用三棱针点刺出血后，再拔火罐。

4. 针挑疗法　在患者两肩胛间，找到粟米大小，淡红色皮疹，消毒局部皮肤，右眼病取左侧，左眼病取右侧，取大号三棱针，针尖方向与脊柱方向平行，将皮疹表皮挑破，最后局部消毒，贴上创可贴固定。挑刺后，注意预防挑治点感染，术后 3～5 天勿用水擦洗挑治部位。

5. 梅花针疗法　嘱患者取靠背坐位，闭目，或取仰卧位，用梅花针叩打，睑腺炎在上可叩打上睑与眉毛之间皮肤，睑腺炎在下则叩打下睑与承泣之间的皮肤，每日叩打 3 次，叩打时以局部皮肤出现灼热感或红晕为度。

6. 独穴疗法　独穴取耳尖穴（将耳轮向耳屏对折时，耳廓上面的顶端处），应用点刺放血疗法，在患侧耳尖常规消毒后，用三棱针点刺出血，并挤出 10 滴血后，用消毒干棉球压迫止血即可，如此法一般治疗 1 次即可，重者需 2～3 次。

【按语】 针治睑腺炎，以初起未化脓者效果最佳，有促进炎症吸收、消肿、止痛之功效；若已成脓，针之可促其成熟；脓已溃破，针之可以减少脓量。红肿初起，可用湿热敷，一日 3 次。

电光性眼炎

【概述】 电光性眼炎为眼部受电弧放射的紫外线或电焊气影响所引起。紫外线易为结膜、角膜所吸收，眼部被弧光袭击后，多经过一段潜伏期而突然发生症状，潜伏期的长短，根据照射量的大小而有不同，一般多在照射后 6～10 小时发生症状。据文献记载，曝光之后到症状发作之间，潜伏期最短为半小时，最长者不超过 21 小时。

【治疗】

1. 体针疗法

取穴：合谷、风池、太阳。

操作：本病属热属实，针刺时用 28 号 0.5 寸毫针，使穴位得气，风池穴（双）应向对侧眼球外侧斜刺，合谷穴（双）、太阳穴（双）应直刺，候针刺得气后，要加强刺激，宜留针 30 分钟左右，在留针期间，也要重复捻转数次，方能达到效果。

2. 耳针疗法

取穴：眼、肝。

操作：毫针中强刺激，留针 60 分钟，也可用耳尖点刺放血 3～5 滴。

3. 刺络放血疗法

取穴：太阳、攒竹。

操作：点刺出血，每穴放血 3～4 滴。

【按语】 电焊时一定要戴好防护眼镜，避免电弧直接刺激眼睛。

急性中耳炎

【概述】 中耳炎系累及中耳（包括咽鼓管、鼓室、鼓窦与乳突气房等）全部或部分结构的炎症。分为非化脓性与化脓性两类，每类又分急、慢性两种。慢性者，多为急性者未治或治疗不当所致，拟不予介绍。急性非化脓性中耳炎，多由咽鼓管功能不良使中耳内产生负压所致，引起鼓膜内陷、黏膜血管扩张、浆液渗出、鼓室积液，导致听力减退、耳鸣等症状。急性化脓性中耳炎为化脓性细菌侵入所致，多继上呼吸道感染细菌经咽鼓管侵入中耳而发病。炎症侵及骨壁或穿破骨壁到达邻近组织，可引起各种颞骨内和颅内、外并发症。

本病起病较急，耳内疼痛，并见听力障碍、耳鸣、耳内胀闷感，耳痛逐渐加重，或如跳痛，或如锥刺，疼痛牵连头部，常于剧痛之后耳膜穿孔，流出脓液，流脓之后，耳痛及其他症状也随之减弱。可有发热恶寒，头痛，鼻塞流涕，口苦咽干，小便黄赤，大便秘结，舌红苔黄，脉弦数等全身症状。

局部检查可确诊。

【治疗】

1. 体针疗法

主穴：耳门、翳风、听会、外关、曲池、侠溪。

配穴：听宫、风池、阳陵泉。

操作：耳门，针刺时张口，直刺0.5～1寸，中等刺激；风池，对侧眼球方向刺入1寸，中等刺激；听会，张口直刺0.5～1寸，使局部酸胀；外关，直刺1.5寸，使酸胀感放射至指端；曲池，直刺1.5～2寸，使局部酸胀，或有触电感上至肩部，至手指；侠溪，直刺1.3～1.5寸，针至局部胀感；听宫，张口，针尖微向下直刺1寸，针至鼓膜向外鼓胀之感；风池，针尖微下，向鼻尖斜刺0.8～1寸，平针法，局部酸胀；阳陵泉，向胫骨后缘斜下刺入1～2寸，酸胀感向下扩散。留针5分钟，每3分钟行针1次，每日1次。

2. 耳针疗法

主穴：内耳、肾、内分泌。

配穴：交感、肾上腺。

操作：常规消毒后，毫针刺以中等刺激，留针30～60分钟。

【按语】 本病治疗中，应经常将耳内脓液清除干净，防止堵塞耳道，妨碍引流。另应密切观察病情，尤其要注意流脓、头痛、发热、神志等变化，预防并及时发现各种并发症。

牙　痛

【概述】 牙痛，是口腔科牙齿疾病最常见的症状之一，其表现为牙龈红肿、遇冷热刺激痛、面颊部肿胀等。牙痛大多由牙龈炎、牙周炎、蛀牙或折裂牙而导致牙髓（牙神经）感染所引起。牙痛属于牙齿毛病的外在反应，有可能是龋齿、牙髓或犬齿周围的牙龈被感染，前臼齿出现裂痕也会引起牙痛，有时候仅是菜屑卡在牙缝而引起不适。另外，牙痛也可能是由鼻窦炎引发。

中医学将牙痛分为虚实。实痛多因胃火、风火所致，虚痛多因肾阴不足所致。实火牙痛疼痛剧烈，兼有口臭、口渴，便秘，舌苔黄，脉弦；虚火牙痛隐隐，时作时止，牙齿浮动，口不臭，舌尖红，脉细。

【治疗】

1. 体针疗法

主穴：颊车、下关、合谷。

配穴：胃火牙痛加内庭，风火牙痛加翳风、外关，肾虚牙痛加太溪、行间。

操作：颊车，直刺 1 寸，使局部酸胀；下关，沿下颌骨外向上齿、下齿横刺 1.5～2 寸，使酸胀感扩散至上、下齿；合谷，直刺 0.5～1 寸，使局部酸胀；内庭，向上斜刺 1 寸，使局部酸胀；翳风，向对侧眼球方向刺入 0.5～1 寸，使局部酸胀，有时可放散至舌前部；外关、太溪、行间，针刺以轻刺激，留针 10～20 分钟，每 3～5 分行针 1 次。

2. 耳针疗法

主穴：上颌、下颌、屏尖。

配穴：神门。

操作：常规消毒后，毫针强刺激捻转手法，留针 20～30 分钟，或埋针 2～3 天。

【按语】 凡急性牙髓炎、冠周炎、牙周炎、牙本质过敏等引起的牙痛，均可参照以上诊治。对龋齿引起的牙痛，仅可暂时止痛，应拔除龋齿。平时应注意口腔卫生。

复发性口疮

【概述】 复发性口疮又称复发性阿弗它性溃疡，临床以黄白色如豆样大小的溃疡点为主症，是一种常见的口腔黏膜溃疡性损害，病程有自限性，但易反复发作，多见于青壮年，女性多见于男性。本病在中医中属“口疮”，“口疳”范围。

本病多见于 20～45 岁，女性多于男性。好发于黏膜上皮未显角化或角化较差的区域，如唇颊内侧黏膜、舌边缘、口底等处。易于复发，间歇时间长短不定，也有的无间歇期，终年不愈。

临床可分为三期：溃疡前期，局部黏膜稍隆起，轻度充血水肿，斑丘疹形成，并有硬结，可持续 1～3 日；溃疡形成，从红肿斑块中央开始溃烂，最后溃疡面直径为2～5mm，呈黄白色，底浅，边缘整齐，周围有红晕及水肿，此时有剧烈的烧灼样痛，冷、热、酸、甜、咸等刺激，可使疼痛加重，说话饮食都感困难，此期可持续4～10日；愈合期，溃疡面有肉芽组织修复变浅，溃疡底逐渐平坦，面积缩小，黏膜充血减轻，炎症消退，疼痛渐轻，再过2～3天后即愈合，不留瘢痕。本病应与白塞综合征相鉴别。

【治疗】

1. 体针疗法

取穴：主穴：大椎、合谷、足三里。

配穴：上唇溃疡加人中、地仓；下唇溃疡配承浆、颊车：舌部溃疡配廉泉；颊部溃疡配颊车、地仓、下关；热毒炽盛配少商、内庭、曲池、劳宫；心火上炎配少冲、通里、神门；胃火盛配曲池、内庭；肝胆火盛配阳陵泉、太冲：阴虚火盛配太溪、三阴交。

操作：上穴进针后用平补平泻手法，以中刺激，出现针感后留针30分钟，每日1次，10次为1疗程。

2. 穴位注射疗法

取穴：牵正、颊车、曲池、足三里、合谷。

操作：每次选用2穴，各穴交替使用，用当归注射液或维生素B_1或维生素B_{12}，每穴注入药液0.5～1ml，每日1次，10次为1疗程。

3. 耳针疗法

取穴：主穴：齿1或齿2、口、舌。

配穴：肝郁胃热加胃、脾、肝、胆；心脾炽热加心、脾、内分泌；心火上炎加心、小肠；心肾不交加心、肾、神门、肾上腺；痛甚者加交感、神门；湿甚者加三焦、耳尖、肾上腺。

操作：用0.5寸毫针，常规消毒后刺入，留针30分钟，每日1次，10次为1疗程。

4. 艾灸疗法

取穴：足三里、颊车。

操作：点燃艾条，将艾条对准施灸穴位，艾火距离皮肤3～4cm，以患者感觉局部皮肤温热舒适为度，每穴10分钟，每日1次，10次为1疗程。

【按语】 针灸治疗复发性口疮有较好的效果，可以通过调节神经、内分泌功能起到镇静、镇痛、消炎作用，同时通过调节免疫功能，起到减少、减轻复发的效果。针灸治疗时应注意对患者伴有的其他病症一并考虑治疗，以提高对本病的治疗效果。患者要避免食用或少食辛辣刺激食品，戒烟、戒酒，注意保持口腔卫生，劳逸结合，保证充足睡眠和愉快心情，锻炼身体，增强体质。

急慢性咽喉炎

【概述】 咽喉炎是咽喉部的常见疾病，而又有急慢性之分。急性咽炎是指咽黏膜和黏膜下组织的急性炎症，常为上呼吸道感染的一部分，多发于秋冬及冬春之交。慢性咽炎主要为咽黏膜、黏膜下及淋巴组织的慢性炎症，多发于中年人。急性喉炎是喉黏膜及声带的急性炎症，为常见呼吸道急性感染性疾病之一，常继发于急性鼻炎及急性咽炎。慢性喉炎是指喉部黏膜的一般性病菌引起的慢性炎症，多由急性喉炎治疗不当，反复发作所致。教员、演员长期用声过度，或患有其他耳、鼻等慢性炎症者易发。此外，烟酒过度、粉尘、烟雾及有害气体等的刺激，是急、慢性咽喉炎的共同致病因素。

急性咽喉炎起病急，自觉咽喉干燥、灼热、咽喉疼痛、吞咽不利、有刺痒感、咳嗽痰多质黏稠、声音嘶哑，全身症状较轻。慢性咽喉炎咽喉干燥灼热，发痒有异物感，微痛不适，干咳或少量稠痰，不易咳出，咳时易引起恶心干呕。声音低沉而粗糙或嘶哑。

【治疗】

1. 体针疗法

取穴：廉泉、天突、合谷、内庭。

辨证加减：风热证可配少商、尺泽、曲池；肺胃实热证可配商阳、关冲、丰隆；风寒证可去内庭，配列缺、通里、风池；虚热证可配太溪、照海；气滞血瘀证可配间使、三间、液门。

操作：廉泉向舌根方向刺入1～1.2寸，小幅度捻转行针，不宜提插，待有针感后，可将针提至浅层，变换针向，先朝左右两侧斜刺，以扩大针刺感应；天突穴先直刺0.2寸，然后针尖转向下方，紧靠胸骨后方缓慢捻转刺入1寸左右，不宜过深，也不宜向左右深刺；少商、商阳、关冲均点刺出血；针远端四肢穴位时，可将针尖略朝上斜刺，行针催气，有助于针感向上传导。留针30分钟（廉泉、天突穴可不留针）。急性者每日1～2次，7～10次为1疗程；慢性者可隔日1次，15～20次为1疗程。

2. 耳针疗法

取穴：咽喉、肺、肾、颈、气管。

操作：每次选用3～4穴，用毫针刺。急性者强刺激，留针30～60分钟，间歇捻转行针，并嘱患者做吞咽动作，每日1次；慢性者用轻、中刺激，留针20～30分钟，隔日1次。15～20次为1疗程。

3. 刺络放血疗法

取穴：①少商、商阳、鱼际；②耳尖、轮1～4、耳背静脉。

操作：每次1组，轮流点刺出血，每穴放血3～4滴。隔2日1次。

4. 穴位注射疗法

取穴：扶突、廉泉、曲池。

操作：用10%葡萄糖注射液、维生素B_1、维生素B_{12}注射液0.5～1ml，曲池穴注射2ml，隔日1次。

【按语】 针刺对于急慢性咽炎，均有较好的治疗效果。如针刺天突、扶突、合谷等穴，每周1～2次，有助于增强咽喉局部的抗病能力；灸风门、肺俞、足三里等穴，每周2～3次，可提高全身的抗病能力。如持之以恒，可收良好效果。

急性扁桃体炎

【概述】 本病为扁桃体的炎症性病变，临床上分为急性与慢性两种。急性扁桃体炎，是腭扁桃体的急性非特异性炎症，往往伴有程度不等与范围不一的急性咽炎，多发于儿童及青年，在季节更替、气温变化时容易发病，多见于春秋两季，具有传染性。慢性扁桃体炎，多由急性扁桃体炎反复发作演变而来，发病年龄以7～14岁最多见。

急性扁桃体炎的致病菌主要是溶血性链球菌，其次为葡萄球菌等，通过飞沫、食物或直接接触而传染。在人体正常情况下这些病原体往往存在于人的口腔或扁桃体内而不致病，但当机体受到某些因素（如受凉、过度疲劳或患其他疾病等）影响而致抵抗力降低时，体内的病原体方能大量繁殖，外界致病菌又乘虚而入，因而致病。急性扁桃体炎反复发作或因隐窝引流不畅，窝内细菌、病毒滋生感染而易演变为慢性炎症。因急性传染病、鼻炎及鼻窦感染时，也可引起或伴发扁桃体的慢性病变。

本病表现为咽痛、低热和其他轻度全身症状。检查见扁桃体表面黏膜充血肿胀，而其实质无明显肿大，也无渗出物。若为化脓性者则起病急，症状重，咽痛剧烈，吞咽困难，常牵引耳部，伴恶寒高热，幼儿可见抽搐、呕吐或昏睡；检查见扁桃体肿大，有黄白色脓点，有时连成片状假膜，下颌淋巴结肿大。

慢性扁桃体炎常有急性发作病史，而平时多无明显自觉症状。有时咽内干痒、异物感、刺激性咳嗽、口臭，或伴消化不良、头痛、乏力、低热等症。如扁桃体过度肥大，可出现呼吸、吞咽或语言共鸣的障碍。检查见局部呈慢性充血，有黄、白色干酪样点状物，扁桃体大小不定，儿童、青年多增生肥大，成人多已缩小。颌下淋巴结常肿大。

【治疗】

1. 体针疗法

取穴：少商、合谷、天容、扶突。

辨证加减：风热外袭可配外关、风池、尺泽；肺胃热盛可配内庭、曲池、商阳、关冲；阴虚火亢去少商，可配太溪、照海、鱼际。

操作：针刺少商、商阳、关冲宜点刺出血；合谷、外关、曲池、尺泽直刺，用提插捻转法，反复行针；天容穴近扁桃体部，宜直刺1寸左右，使针感向深部放散；扶突进针时，应注意避开颈动脉，可刺1～1.2寸，捻转行针，以加强针感；鱼际行平补平泻；照海、太溪均以针补为主。留针30分钟，急性者每日1～2次，5～7次为1疗程，慢性者可隔日1次，15～20次为1疗程。

2. 耳针疗法

取穴：扁桃体、咽喉、肺、肾、神门、耳尖、轮1～4、肾上腺。

操作：每次选3～5穴，用毫针刺，中强刺激，留针30分钟，每日或隔日1次。或用埋针法，每日按压数次。

3. 刺络放血疗法

取穴：①少商、商阳；②耳尖、轮1～4、耳背静脉。

操作：每次1组穴位，交替使用。用三棱针刺出血，每穴出血3～5滴，出血不畅者可稍加压力。隔日1次，5次为1疗程。适用于急性扁桃体炎。

【按语】 急性扁桃体炎或慢性扁桃体炎急性发作，针刺治疗有效，前者尤佳。慢性扁桃体炎经非手术疗法治疗无效，或反复发作的病人，可考虑做扁桃体摘除术，以防伴发其他疾病。

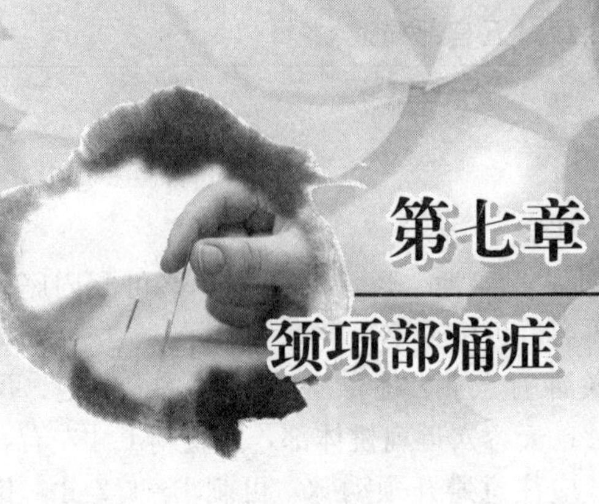

第七章

颈项部痛症

落　枕

【概述】 落枕是指由于睡眠时姿势不当，或露肩吹风受凉，引起颈部肌肉紧张、痉挛，醒后即自觉颈项部疼痛或酸痛，活动不利的病症。是临床常见病。本病多见于青壮年，常发生于一侧颈部，也可累及双侧。病情较轻者2～3天可自愈，严重者可迁延数周不愈。若反复落枕，往往是颈椎病的前期症状。

本病临床表现为颈项强直、疼痛，转头、仰头和点头活动受限，呈斜颈外观，转动不方便，常需和躯干一同旋转，出现强迫性体位，颈部、肩部、背上部有板样牵拉感，有时伴有患侧肩胛内角处疼痛，手臂活动时疼痛加重，严重者可以引起疼痛、头胀。

体检可见一侧颈部肌肉僵硬，明显压痛，颈部活动受限；患侧肩胛内角处压痛明显，可触及一高起、有压痛的条索。用双拇指触诊患椎棘突偏歪（多向患侧偏歪）、隆起，其上韧带钝厚，压痛明显，有时可窜向患臂。X线侧位片显示颈椎生理前凸消失，颈曲变直或反向。

【治疗】

1. 刺络拔罐法

取穴：压痛点。

操作：穴位常规消毒后，以一次性注射针尖迅速在上述穴位上点刺，每穴点3～5下，加拔火罐，留罐10分钟左右。

2. 火针疗法

取穴：压痛点。

操作：穴位常规消毒后，医者一手持燃烧的酒精灯，一手以细火针在酒精灯上烧灼，待烧至针体通红时，持针的手迅速在上述穴位上点刺，每穴点3～5下，加拔火罐，留罐10分钟左右。

3. 体针疗法

取穴：压痛点、风池、天柱、肩中俞、大椎、C2～7 夹脊穴。

操作：每次选 3～5 穴。可采用一穴齐刺或丛针刺，行滞针法，加用电针，留针 30 分钟左右，加拔火罐，留罐 10 分钟。

4. 皮肤针　取穴同上。

操作：自上而下、自内而外沿穴间连线叩刺，使局部皮肤发红或微出血，叩后可拔火罐，每日 2 次。

5. 穴位注射疗法　急性发作、疼痛较重的患者，可用 2%利多卡因 3～5ml 加醋酸泼尼松龙 1ml，在患侧痛点注射治疗，每穴可用 1～3ml，每周 1 次。

【按语】 本病主要因为姿势不当，导致胸锁乳突肌、颈部斜角肌、颈长肌、斜方肌以及肩胛提肌的肌肉纤维受损，并引起局部的水肿、渗出。所以，在急性期，迅速减压，促使水肿、渗出物吸收，十分重要。以上针灸治疗方法都是通过在局部刺激，起到减压，消除水肿和镇痛作用，效果十分明显。但有些落枕患者，其病情发生实际上是颈部一些长期病变，如颈部软组织劳损、韧带或颈椎的轻度退变等。即使通过治疗，但颈部软组织的充血、水肿、增厚等炎性病变也会继续造成颈部疼痛不适，需要配合多种方法综合治疗更为必要。

颈　椎　病

【概述】 颈椎病是指由于颈部骨骼、软骨、韧带的退行性变而累及周围或邻近的脊髓、神经根、血管及软组织，并由此而引起的一组综合征。该病是中、老年人的常见病和多发病，男性多于女性。

颈椎具有活动频繁，负重较大，结构薄弱，椎管发育性狭窄等特殊性，其下段的胸椎又相对固定。故成为脊椎受损的好发部位，尤其是下部颈椎（颈 4、5～颈 5、6）。长期劳损和年龄增长等病理生理变化，易造成颈椎间盘进行性的退行性改变。随着椎间盘的髓核逐渐失去弹性、萎缩，纤维环膨出、椎间隙变窄，后关节囊、韧带开始松弛，造成椎间关系不稳，以致椎体和椎间关节发生病理性活动（半脱位）及创伤。久之，则在椎体后缘、后关节、钩状突（钩椎关节）等部位出现反应性的骨质增生及黄韧带钙化、增厚，使椎间孔和椎管狭窄，进而压迫相应的脊神经根和椎动脉。颈 5、6 椎体钩突离椎间孔较近，其肥大时易造成颈神经根受压发生根性症状。临床常出现上肢感觉障碍等体征。由于肩部肌肉（斜方肌、菱形肌及肩胛提肌）附着于颅骨和颈、胸椎之间，其不仅能保持头、颈、胸椎平衡，并将整个上肢的重量悬吊于颈、胸椎，上肢活动时应力通过以上肌肉群作用于头、颈、肩背部，并在一定条件下发生损伤。因而，临床检查时常发现颈、肩、背部有痛点出现。如椎体后缘的骨赘突入椎管内，则可压迫脊髓，而出现一系列的临床症状和体征。

颈椎病由于病理改变的部位和程度不同，被累及的组织也不同。故其所产生的临床症状也不尽相同。临床通常将其分为颈型、神经根型、脊髓型、椎动脉型、交感型及混合型六种类型。其各型颈椎病之疼痛特征与诊断依据如下：

1. 颈型颈椎病　多因睡眠时头颈部位置不当、受寒或颈部骤然扭转等原因而诱发。临床表现为颈项部疼痛，常在清晨睡醒后出现或起床时发觉抬头困难、活动受限。一般呈持续性酸痛或钻痛，头颈部呈强迫体位，活动时疼痛加剧。可累及颈项部、肩部和上背部，严重者涉及后头和上肢，但无根性之区域放射性痛。常伴有颈部僵硬感。病程较长，可持续数月乃至数年，可反复发作或时轻时重。慢性病程患者主诉头部转动时发出异响。检查时在胸锁乳突肌后缘、乳突后下方、斜方肌、肩胛提肌肌腱附着点等处可触及压痛。X线显示轻、中度退行性变。

2. 神经根型颈椎病　临床发病率仅居于颈型之后。临床表现为颈部脊神经根性痛。其性质呈钻痛或刀割样痛，也可以是持续性隐痛或酸痛。并向肩、臂、前臂乃至手指部放射，多局限于一侧。当咳嗽、喷嚏或上肢伸展以及颈部过屈、过伸时均可诱发或加剧疼痛。部分患者常诉说伴有一侧（患侧）上肢沉重无力、部分手指麻木或蚁走感。检查时在相应的颈椎横突尖部（胸锁乳突肌后缘）有明显的局限性压痛，深压时出现向肩、臂、前臂放射痛，臂丛神经牵拉试验、椎间孔压缩试验均为阳性。X线平片可显示生理弯曲减小或消失，椎间隙变窄，钩状突起（钩椎关节）处骨刺形成；CT检查可见椎管狭窄、椎间孔缩小或椎间盘退变、纤维环膨出。

3. 椎动脉型颈椎病　主要表现为椎-基底动脉供血不足的一系列症状，其中最常见的是头痛、眩晕和视觉障碍。头痛常呈发作性，持续数分钟、数小时乃至更长，偶尔也可表现为持续性疼痛、阵发性加剧。多呈跳痛（搏动性痛）或灼痛，而且局限于一侧颈枕部或枕顶部，同时伴有酸、胀异感。疼痛多于早晨起床后、转动头颈部或乘车颠簸时发生或加剧。疼痛发作时，常起自颈部，迅速扩展至耳后及枕顶部，或向眼眶区和鼻根部放射。部分患者在发作前有先兆，如出现“眼前发黑”等症状。疼痛剧烈时常合并有自主神经功能紊乱的症状，如恶心、呕吐、出汗、流涎以及心慌、闷气、血压改变等现象。常伴有发作性、旋转性眩晕，当变换体位、头部过度旋转、屈伸时诱发或加剧。其性质患者描述为“天旋地转”或“站立不稳”的眩晕感。可伴有耳鸣和听力减退。视感障碍表现为发作性视力减弱。出现闪光、暗点、视野缺损以及偶有复视、幻视等。椎动脉造影及脑血流图检查有助诊断。

4. 交感型颈椎病　当颈椎退行性改变直接压迫或间接反射性刺激到颈椎旁的交感神经，使其受累则病变范围广泛，包括患侧头部、上肢及上半部躯干（即颈交感神经所分布的所谓“上象限”区）。一系列的临床复杂症状，如疼痛、感觉异常、瞳孔散大、视力模糊、平衡失调、头晕、头痛、呼吸短促、心悸、恶心、呕吐、心前区痛等极其复杂的症状，以致常常误诊为冠心病。但心前区疼痛，表现为长时间持续性压迫痛或钻痛，往往持续1～2小时。在头颈部转动、手臂高举或用力咳嗽、喷嚏时疼痛明显加剧。X线平片所见颈椎或上胸椎有退行性变现象。

5. 脊髓型颈椎病　该症发病缓慢，可持续数年乃至十几年，或因颈部挫伤而诱发急性发作。其主要特征为缓慢的进行性的双下肢麻木、发冷、疼痛和乏力；步态不稳、易跌跤。病发初期，常呈间歇性症状，每当走路过多或劳累后出现。随着病程的发展，症状可逐渐加重并转为持续性。上述症状多为双侧下肢，单侧脊髓受压较少见。个别病例可同时出现尿急或排便无力。检查可见肢体运动障碍或感觉障碍。X线检查示颈椎生理弧度发生改变，受累之颈椎椎体出现退行性改变，椎体后缘有唇样骨赘形成，椎管前后径缩小。CT、MR检查具有很大的诊断价值。

6. 混合型颈椎病　由于颈椎或颈椎旁两种或两种以上的组织同时受累，因此，除颈型颈椎病之外，既有神经根型又伴有交感型（或其他两型），只不过为其中某一型的症状表现更为突出者，称之为混合性颈椎病。该型颈椎病在临床最为多见。

【治疗】

1. 体针疗法

取穴：相应病变颈椎夹脊穴、大椎、肩井、外关、腕骨。

心悸恶心者加内关；头晕眼花者加太阳。

操作：根据病变部位选取相应5～8穴，可取俯卧位或正坐微低头。夹脊穴可以45°角向颈椎方向斜刺，留针20～30分钟。可间歇行针，一般每日或隔日1次，5～10次为1疗程。

2. 艾灸疗法

取穴：相应病变颈椎夹脊穴、大椎、天柱、肩中俞、肩井。

操作：每次选3～5穴，用艾条做温和灸，每穴5～7分钟；亦可用大艾炷施无瘢痕灸，每穴3～5壮。每日或隔1～2日1次，10次为1疗程。适用于寒证。

3. 耳针疗法

取穴：用颈椎、神门、皮质下、肝、肾；肩臂痛加锁骨、肩、肘；头痛加枕、额；眩晕、耳鸣加枕、内耳。

操作：患侧所选耳穴上严格消毒后，在敏感点以 30 号 1 寸毫针刺入 0.2～0.3 寸，每穴得气后留针 10～15 分钟，留针过程中间歇行针 2～3 次，适当配合颈部活动。每周 2～3 次，10 次为 1 疗程。或以揿针型皮内针或王不留行籽贴压耳穴，每穴按压 3～5 次。

4. 电针疗法

取穴：参照毫针刺法。

操作：每次选用 4～6 个穴位，交替取穴，以颈项部为主穴。根据病痛扩散部位，循经选取远部穴位为配穴。以负极接主穴，正极接配穴，选疏密波，电流频率为每分钟 200～300 次，强度以病人能忍受为度。每次治疗 10～15 分钟。隔日 1 次，10 次为 1 疗程。

5. 刺络拔罐疗法

取穴：参照灸法。

操作：在颈项部穴位上用一次性采血针点刺 1～2 点后，再拔火罐 5 分钟左右，使局部出血少许。每周 1 次，3 次为 1 疗程。

6. 皮肤针疗法　按毫针刺法选穴或在颈项病变部用皮肤针循经叩刺后，再拔火罐 5 分钟左右，使局部出血少许。每周 1～2 次，7～10 次为 1 疗程。

7. 穴位注射疗法

取穴：参照毫针刺法。

操作：选用 3～4 穴。复方当归注射液、丹七注射液任选 1 种，每次每穴 1.5ml；亦可用甲钴胺在病变颈椎旁或神经干进行注射。每日 1 次或隔日 1 次，7～10 次为 1 疗程。

8. 针刀疗法　患者坐位，先在患者颈部寻找阳性压痛点及索状物即为进针刀点。常规消毒皮肤，铺无菌洞巾，戴无菌手套，针刀刀口线与神经、血管平行，针刀与骨面垂直。进针至骨面后，先纵行、后横行剥离，结节者切开剥离。出针刀，术后伤口用创可贴包扎，48 小时后去除。1 周后未愈者，可再作 1 次。进针过程中以病人针感酸胀为好，如有触电感应将针刀提起或调转方向。进针刀勿过深，不可滑过横突骨面下，以免损伤神经和血管。

【按语】 针灸治疗颈椎病可根据不同证型而相应取穴。多以病变局部配合循经远道取穴。毫针配合电针可增强止痛效果，病久虚寒可加灸法协同增效。久痛入络者用刺络拔罐或梅花针叩刺拔罐活血止痛。耳针平时按压可起防治作用，同时配合颈部活动可松解筋肉，解锁关节，缓解疼痛。

穴位注射可根据疼痛或神经受压情况选用相应药物和穴位，止痛效果与缓解神经受压较为明显。针灸治疗颈椎病，其疗效以颈型、神经根型、混合型为优，交感型、椎动脉型次之，脊髓型较差。本病原因在于颈椎退行性变，针灸缓解疼痛，改善症状较为明显，但不能根除，常易复发。因此，可根据具体证型多种针刺方法并用，或必要时配合其他方法综合治疗。

枕大神经痛

【概述】 枕大神经痛是一种常见的非遗传神经内科疾病。本病多由于外伤、劳损或炎性刺激等原因导致局部软组织渗出、粘连和痉挛，刺激、卡压或牵拉枕大神经而致。临床表现以单侧枕部持续性或阵发性加剧的针刺痛为主，疼痛可由枕部向头顶部、颞部放射。

本病多因长期低头工作，寰枢关节半脱位、脱位，斜方肌的肌筋膜炎，局部淋巴结肿大等致。

临床多表现为自发性疼痛，疼痛呈针刺样、刀割样。局部肌肉痉挛，偶有神经支配区感觉障碍。

体检可见局部软组织增厚感，并伴随有明显的压痛。痛点主要在枕大凹，即第2颈椎棘突与乳突连线的中点，耳后的凹陷处；第1颈椎横突尖；第2颈椎棘突病侧骨面。

【治疗】

1. 体针疗法

定位：①神经出口：第2颈椎棘突与颞骨乳突尖连线的中点处；②穿出斜方肌点：在枕外隆突与乳突连线的内1/3与中1/3的交界处。局部常规消毒后，行毫针一穴多针刺法，针后以滞针术加强刺激。得气后接G6805电针仪，用连续波，电流强度以患者能耐受为度，留针30分钟，针后尽量加拔火罐，或以抽气罐尽量保持负压5分钟左右，每日或隔日1次。

2. 穴位注射疗法　取坐位或俯卧位，颈向前屈。定点：①枕大神经出口处和乳突后侧各定一点；②枢椎棘突（头后大直肌、头下斜肌起点）；③患侧椎旁阳性点。碘伏常规消毒各定点后，以2%利多卡因2ml，泼尼松龙0.5～1ml，0.9%生理盐水5ml）各定点注射1～1.5ml，每周1次。也可选择2～3个痛点，将药液（维生素B_{12} 1mg）推入，每穴0.5～1ml，每日1次。

3. 刺络拔罐法　取穴同上。穴位常规消毒后，以七号一次性注射针尖迅速在上述穴位上点刺或痛点附近，每穴点3～5下，加拔火罐。每次可选用3个部位以上。隔日1次。

4. 针刀疗法　患者取坐位，低头，按毫针刺法定位。局部常规消毒后，医者双手戴无菌手套，用左手拇指压住压痛点，针刀沿拇指指甲边缘，垂直于骨面，刀口线与脊柱平行，快速进针，缓缓刺入，进针时针刃与神经、血管方向一致，到达骨面后，做纵向切割，在痛点两侧做横向切割，在骨面上横向摆动，觉针下松动后出针，压迫止血，再用手法拉伸斜方肌、头半棘肌。术后嘱患者加强头颈部功能锻炼，防止再度粘连，影响疗效。

【按语】　毫针刺法与刺络拔罐具有扩张局部血管，改善神经局部营养环境的作用，穴位注射可降低炎性介质和致痛物质水平，促进水肿吸收；而维生素 B_{12}可直接营养枕大神经，针刀疗法直接松解分离枕大神经周围的肌肉、筋膜的粘连，消除局部水肿，改善局部血液循环。所以，以上方法均能有效治疗该病症，还可视病情程度综合运用。

颈肩部肌筋膜炎

【概述】　肌筋膜炎亦称纤维组织炎，是一个概念不明确的诊断名称。通常指筋膜、肌肉、肌腱、韧带等软组织的病变。颈肩部肌筋膜炎，系指肌筋膜炎发生于颈肩部位。临床上以颈肩部疼痛、僵硬、运动受限和软弱无力为主要症状。相当于中医学中“颈项痛”、“背痛”、“肩背痛”的范畴，归属于痹证。

本病常因明显的颈肩部过劳、受寒等原因而诱发或加剧。以颈肩部疼痛，单侧多见，活动受限，或有皮肤麻木为主症。检查时局部有压痛，颈肩部肌肉轻度萎缩，有时可触到筋膜结节，重压有酸痛感。

【治疗】

1. 体针疗法

取穴：压痛部位。

操作：在患处扪及结节状、条索状物之压痛最甚点。常规消毒，押手固定结节状及条索状物，选用直径在 0.33mm 的不锈钢毫针。刺手将针快速刺入皮肤，缓慢向下直刺，待手下出现突破感觉后，提示毫针已穿过肥厚变性的筋膜，患者自觉针处酸胀感强烈，常伴放射感，然后采用快速提插捻转，捻转幅度不可太大，提插幅度不可太深，约提插 10 次后，将针退至皮下，押手拇指压其下方皮肤，使针尖向上方，将针缓缓刺入，等针下出现突破感后，施用上述直刺时同样手法，然后再将针提至皮下，使针尖分别向下、向左、向右诸方向采用上述手法。操作完成后，即可出针，不需按压针孔（出血者例外，一般很少出血）。然后再以同样的方法治疗下一个穴点，每次选用 2～5 个，因为反应较大，每次治疗不宜选用太多。间隔

3～5 天治疗 1 次，5 次为一个疗程。

2. 火针加拔火罐

取穴：主穴：局部阿是穴（患侧颈 1～4 椎棘突旁开 1.5 寸及肩胛骨内上角处）。

配穴：大椎、大杼、肾俞、阳陵泉、委中等。

操作：将针刺部位常规消毒后，用直径 0.5mm、长 1.5 寸的钨锰合金针，将针身的前中段置于酒精灯上烧至透红，迅速刺入穴位，深达肌腱和骨结合部，随即拔针，用消毒干棉球重按针眼片刻，在每平方厘米病灶上散刺 2～5 针。然后拔罐 10～15 分钟，起罐时有少量出血或淡黄色组织液渗出，用棉球擦尽。配穴每次选 2～3 个，每穴用火针轻浅点刺 2～4 次，每周治疗 1～2 次，5 次为 1 疗程。火针治疗后，嘱患者 2 日内不要洗澡，避免针孔感染，影响疗效。另外在治疗间隙中，每天用艾条温灸针处 30 分钟。

【按语】 肌筋膜炎又称纤维组织炎或肌肉风湿症，属痹证范畴，常累及斜方肌、肩胛提肌、大圆肌、小圆肌和胸锁乳突肌等。该病的特点是整条肌束短缩、痉挛、僵硬，甚至粘连，纤维化瘢痕形成，导致经脉阻滞，气血运行不畅，其病变在整条肌束，只刺其一点，故很难奏效。如何有效疏通其痹阻的经脉，成为治疗的关键。在此介绍的毫针散刺和火针拔罐法，散刺法直接把肥厚变性的筋膜上形成多处小的创口，形成一种新无菌性炎症，调动机体的免疫物质，在局部产生大量的吞噬细胞，对已变性坏死的筋膜进行分解和吸收，使其恢复正常的弹性和厚度。火针直接炭化粘连和纤维化瘢痕，加拔罐活血化瘀。两种疗法均有较强的舒筋通络止痛作用，既能起到传统针灸作用，又能起到现代医学的“微型手术刀”作用，对患者的损伤又小，值得推广及深入研究。

颈淋巴结炎

【概述】 颈淋巴结炎为颈部淋巴结由于受细菌、结核杆菌的侵害而发生的炎性病变。颈部急性淋巴结炎多继发于口腔及咽喉等的感染，发病急，病程短，对症治疗后很快痊愈。淋巴结核则由于机体抵抗力低下，结核杆菌侵袭而成，发病慢，病程长。下面主要介绍两种临床较常见的颈部淋巴结的炎症。

急性化脓性淋巴结炎

急性化脓性淋巴结炎为颈部淋巴结的感染，多继发于其他感染，而后细菌沿淋巴管侵入淋巴结，导致淋巴结的感染。急性炎症起病急，病程短，皮肤潮红，疼痛及压痛明显。常伴有口腔或咽喉等处炎性病灶。肿大的淋巴结早期推之可动，后期淋巴结相互粘成硬块，不易推动，严重者可伴有畏寒、发热、头痛等全身症状。

【治疗】

1. 体针疗法

取穴：风池、曲池，大椎、合谷、少商、廉泉。

配穴：高热加尺泽、大椎点刺放血；咽喉肿痛加少商、商阳点刺放血；梗塞加天容。

操作：风池向对侧外眼角斜刺 0.8～1.2 寸，针感可向上、下传导；合谷直刺 0.5～0.8 寸，针感可传至整个舌根及喉部；天容直刺 1 寸；大椎直刺 1～1.5. 寸。毫针刺以轻或中等刺激，留针 30 分钟。可间歇行针，也可加用电针，每日 1～2 次。

2. 刺络拔罐疗法

取穴：少商、尺泽、大椎等。

操作：穴位局部消毒，左手按住穴周皮肤，右手持三棱针迅速刺入穴位 2～3 针，然后用酒精棉球擦拭，使出血 5～10 滴。每日 1～2 次。

3. 耳针疗法

取穴：咽喉、肺、鼻、神门、胃。

操作：穴位消毒，用王不留行籽压以上耳穴，每日按压 3～5 次，每次 30 分钟。

结核性淋巴结炎

结核性淋巴结炎中医称为“瘰疬”，多见于儿童和青年人。结核杆菌大多经扁桃体、龋齿侵入，少数继发于肺或支气管的结核病变。但只有在人体抗病能力低下时，才能引起发病。其临床特点是在颈侧、颌下或延及缺盆。初期肿大的淋巴结较硬，无痛，可推动。病变继续发展，发生淋巴结周围炎，使淋巴结与皮肤和周围组织发生粘连，各个淋巴结也可相互粘连，融合成团，形成不易推动的结节性肿块。晚期，淋巴结发生干酪样坏死、液化，形成寒性脓肿。脓肿破溃后流出豆渣样或稀米汤样脓液，最后形成一经久不愈的窦道或慢性溃疡；溃疡边缘皮肤黯红，肉芽组织苍白、水肿。上述不同阶段的病变，可同时出现于同一病人的各个淋巴结。病人抗病能力增强和经过恰当治疗后，淋巴结的结核病变可停止发展而钙化。少部分病人可有低热、盗汗、食欲不振、消瘦等全身中毒症状。

【治疗】

1. 体针疗法

(1) 肝胆火旺证

取穴：曲池、支沟、肘尖，章门。

配穴：发于颈部加臂臑、肩井、百劳；发于项部加翳风、足临泣；发于腋部加天井、少海、阳辅。

操作：曲池屈肘直刺 1.0～1.5 寸，局部酸胀，针感可向上传至颐或向下传至手指；支沟直刺 0.5～0.8 寸，针感可向指尖传导；天井、肘尖直刺 0. 2～0. 5 寸，少海针 0.3～0.7 寸；章门斜刺或平刺 0.5～0.8 寸，注意不可针刺过深，以防伤及肝脾；百劳斜刺 0.5～0.8 寸；翳风直刺 0.8～1.2 寸，针感可传至头部；臂臑直刺 0.8～1.2 寸，针感可随经向上下传导；阳辅、足临泣直刺 0.3～0.5 寸，局部酸胀，可向足趾放散；肘尖、天井亦可点刺放血。

(2) 肝郁气滞证

取穴：章门、天井、足临泣。

配穴：肩井、支沟、翳风，胸胁胀痛加阳陵泉、内关；脘痞纳呆加中脘、足三里。

操作：章门斜刺或平刺 0.5～0.8 寸，局部酸胀；天井直刺 0.3～0.5 寸，针感可沿经向手指放散；足临泣直刺 0.3～0.5 寸，针感可传导至足趾；肩井向后斜 0.8～1.2 寸，局部酸重；阳陵泉、足三里直刺 0.8～1.5 寸，局部酸麻胀重，有麻电感向下放散；内关、支沟直刺 0.5～0.8 寸，针感可向上、下传导；中脘直刺 0.5～0.8 寸，局部胀重；翳风直刺 0.5～1.2 寸，针感可向头部放散。留针 30 分钟，每日 1 次。

(3) 肾阴亏虚证

取穴：天井、少海、百劳、肾俞、脾俞。

配穴：盗汗加阴郄、膏肓；咳嗽加列缺、肺俞。

操作：天井、少海直刺 0.3～0.5 寸，局部酸胀，针感可向指尖放散；百劳斜刺 0.5～0.8 寸，局部胀重；肾俞、脾俞直刺 0.8～1.2 寸，局部酸胀；阴郄针 0.3～0.5 寸，局部酸胀，针感可向下放散；膏肓向脊柱方向斜刺 0.5～0.8 寸；肺俞向内斜刺 0.3～0.5 寸；列缺斜刺或平刺 0.3～0. 5 寸，局部胀重，针感可向拇、食指放散。

2. 火针疗法

主穴：瘰疬核心。

操作：瘰疬未溃者，用火针自核正中刺入核心，每核 1 针，隔 2～3 日一次。施术时，患者采取卧位或坐位，消毒患部皮肤，局部浸润麻醉，以左手捏起肿大结核，右手持针在酒精灯上烧红，迅速将针透过皮肤，刺入核内，深度以达肿大的淋巴结中心为度，出针后以消毒纱布敷盖。

3. 挑割疗法

取穴：第6～9胸椎旁开1.5寸，根据循行路线，寻找阳性点（压痛点及针头大小红点）为割治部位。

操作：施术时消毒皮肤，局麻下用手术刀片向外划破约2cm长皮肤，见白色纤维，一一挑断，到脂肪层为止，缝合皮肤，敷以消毒纱布。每月挑割1次，可重复施术4次。适用于结节期肿大的结核。

4. 直接灸法

取穴：结核部位。

操作：有两种。一种为用艾炷直接灸结核之顶部，每次1壮；一种为隔姜灸或隔蒜灸，每次1～5壮。每日或隔日治疗一次。如溃破者，则距创缘3～5分处施术。适用于结节期、脓肿期患者。

5. 悬灸法

主穴：患部、百劳、曲池、足三里等。

操作：用艾炷对着患部或穴位悬灸。艾炷由药物组成。材料：百部、夏枯草、乳香、没药、大戟、樟脑各1g，研细末，拌艾绒120g，外加绵纸，按需要卷成爆竹状。灸的部位，患处3分钟，百劳5分钟，曲池、足三里各5分钟，以皮肤发红为度。适用于结节期及脓肿期患者。

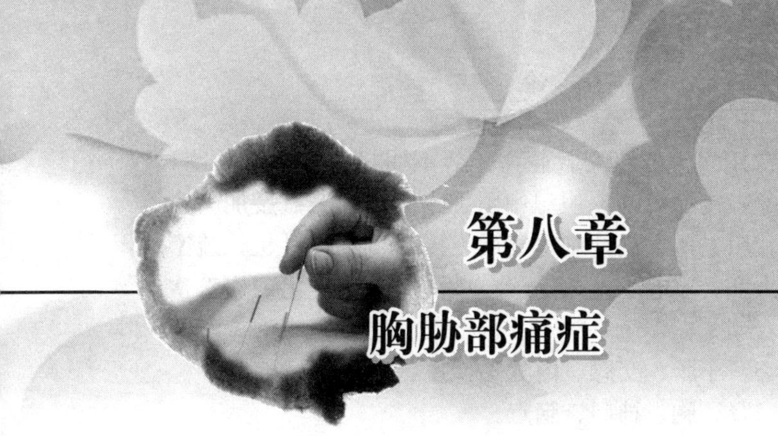

第八章 胸胁部痛症

心 绞 痛

【概述】 冠心病心绞痛（以下简称心绞痛）是指因冠状动脉供血不足，心肌急剧、暂时的缺血缺氧所引起的临床症状。主要表现为突然发作的胸骨后和左胸前疼痛，呈压榨性或窒息性，可向左肩、左臂直至无名指与小指放射。疼痛持续1～5分钟，很少超过10分钟，休息或含用硝酸甘油可缓解。心绞痛多因劳累、饱餐、情绪激动诱发，发作时，患者面色苍白，表情焦虑，甚至可出冷汗。

【治疗】

1. 体针疗法

取穴：常用穴分两组。

(1) 心俞（或第五胸椎棘突旁开的夹脊穴），内关；

(2) 厥阴俞（或第四胸椎棘突旁开的夹脊穴），膻中。

备用穴：通里、间使、足三里、神门、巨阙。

常用穴两组交替；备用穴据症选穴。

操作：背部穴，斜向脊柱椎体深刺，提插捻转至有酸麻感窜至前胸，刮针柄2分钟；内关、间使等穴，以“气至病所”手法激发针感向上传导，能达侧胸或前胸最佳，然后施平补平泻法2分钟。余穴用泻法。均留针15～20分钟，每隔5分钟运针1次，亦为2分钟。每日1次，发作频繁者日可2～3次。

2. 电针疗法

取穴：常用穴分两组。

(1) 肺俞、厥阴俞、心俞、督俞；

(2) 膻中、内关、足三里。

备用穴：郄门、丰隆、太冲、曲池、三阴交、膈俞。

操作：一般仅取常用穴，两组交替轮用。效不明显或某些证候明显时可酌加备用穴，如阴虚阳亢加太冲，痰湿中阻加丰隆，气滞血瘀加膈俞等。背部腧穴均只取左侧。用上述手法针刺得气后，接G6805电针机，疏密波，输出量以病人能耐受为度。通电10～20分钟。每日1次，重者日可2次。

3. 耳针疗法

取穴：常用穴：心，小肠、交感、内分泌。

备用穴：皮质下、肾、胸、神门、脑点。

操作：一般取常用穴，必要时酌加备用穴，每次取3穴。症情较重时，心、小肠等主穴可刺两根针。

在穴区探得敏感点，毫针刺入做中等强度反复捻转，留针1小时，隔5～10分钟行针1次。亦可接通电脉冲治疗仪，刺激1小时，用疏密波或密波，强度以病人能耐受为宜。另外，在应用耳针同时，可配合体针治疗，以加强效果。体针的取穴与操作，参阅本病体针治疗部分。

【按语】 针刺治疗心绞痛，自20世纪50年代《健康报》报道后，开始引起人们的关注。但50～60年代有关资料尚不多。从70年代起，才日益成为临床和实验观察的重要课题。据近两千例病人统计，针灸治疗心绞痛疗效确切，其中，尤以辨证施治效果为好。还观察到，心绞痛缓解多出现在第一疗程，且有较好远期疗效，并有防治冠心病猝死的可能性。

在刺激方法上，目前已应用体针、艾灸、耳针、电针、穴位注射、穴位贴敷等多种疗法，但仍以体针为主。初步研究表明：针灸可改善冠心病病人的冠脉循环和左心功能状态。针刺能减少心脏做功，提高心肌抗缺血性损伤的能力，从而使心绞痛得以缓解。

冠心病患者需要注意以下两个方面：

1. 发作时，立即休息，停止活动。安静，解除紧张并必要时给予适量镇静剂。

2. 长期应用抗心绞痛药物的患者，宜在针灸治疗过程中，逐步减少药量乃至停用，不可骤然撤去。

急性心肌梗死

【概述】 急性心肌梗死是指冠状动脉急性闭塞，血流中断，所引起的局部心肌的缺血性坏死，临床表现可有持久的胸骨后疼痛、休克、心律失常和心力衰竭，并有血清心肌酶增高以及心电图的改变。

本病源于冠状动脉粥样硬化造成管腔狭窄和心肌供血不足，而侧支循环尚未建立时，一些原因加重心肌缺血而致。

多数病人于发病前数日可有前驱症状，心电图检查，可显示ST段一时性抬高或降低，T波高大或明显倒置。疼痛为此病最突出的症状。发作多无明显诱因，且常发作于安静时，疼痛部位和性质与心绞痛相同，但疼痛程度较重，持续时间久，有长达数小时甚至数天，用硝酸甘油无效。病人常烦躁不安、出汗、恐惧或有濒死感。少数病人可无疼痛，起病即表现休克或急性肺水肿。休克多在起病后数小时至1周内发生。病人面色苍白、烦躁不安、皮肤湿冷，脉搏细弱，血压下降<10.7kPa（80mmHg），甚至昏厥。约有75%～95%的病人伴有心律失常，多见于起病1～2周内，而以24小时内为最多见，心律失常中以室性心律失常最多，如室性早搏。由于梗死后心脏收缩力显著减弱且不协调，故在起病最初几天易发生急性左心衰竭，出现呼吸困难、咳嗽、烦躁、不能平卧等症状。严重者发生急性肺水肿，可有发绀及咯大量粉红色泡沫样痰，后期可有右心衰竭。同时伴有发热、心动过速、白细胞增高和红细胞沉降率增快等。

【治疗】

1. 体针疗法

取穴：内关、巨阙、心平、膻中、三阴交等。心平穴位置：位于心经线肘横纹下3寸处。

操作：针刺入内关、心平等穴后，快速提插捻转，频率每分钟100次左右，运针2分钟，留针15分钟。刺激不宜过强，务使针感向前胸传导。余穴亦用中强刺激，留针30分钟。留针期间，宜间断运针。

2. 耳针疗法

取穴：心、肺、胸、肾上腺、皮质下、神门。

操作：以0.5～1寸毫针直刺，强刺激。留针30～60分钟。

【按语】 急性心肌梗死是危及生命的急重之症，运用针刺治疗还是近年的事。从目前的工作看，针刺对于缓解心肌梗死的严重疼痛有十分明显的作用。有人在中西医常规治疗下，将急性心肌梗死病人分为针组与非针组，进行了左心功能，球结膜微循环及血浆cAMP、cGMP的测定，结果发现针组比非针组效果更好。机制研究提示，针刺可改善患者微循环障碍，降低心肌的前后负荷，减少心肌耗氧量。动物实验也证实，针刺可使实验性心肌梗死之梗死范围缩小，心肌坏死程度减轻等。

但针灸治疗本病只是作为中西医综合治疗措施之一，有待进一步探索。

急性乳腺炎

【概述】 急性乳腺炎是因细菌侵入乳腺和乳管组织而引起的乳房感染。

常见于产后哺乳期，多见于初产妇。多由哺乳时被婴儿咬破奶头，细菌趁机侵入，兼以排乳不畅，形成乳汁蓄积，以致细菌得以繁殖而引起。如果发展成为脓肿，则称为乳痈。中医学认为，本病多因热毒蕴结，或肝气郁结，气滞血凝，以致乳络不通，乳汁凝滞，湿热结毒而成。

现代医学认为，本病主要因于排乳不畅，乳汁积聚，以致局部乳腺组织的细菌性感染。致病菌主要为金黄色葡萄球菌。最初由于淤积的乳汁对组织的刺激作用，可引起乳腺的单纯性炎症，细菌侵入则形成严重的乳房蜂窝组织炎，以致最后形成乳房脓肿。

本病以乳房红肿热痛为主要表现。发病部位多在乳房的外上方，排乳不畅或困难，恶寒头痛，全身不适。如不及时治疗，2～3 天后肿势扩大，局部剧痛，全身高热。若病灶浅，在5～6 天内成脓，肿块变软，按之应指，此为脓成；若病灶深，肿胀尤为明显，而肤色不红，全身不适加重。如及时手术切开排脓，可迅速止痛消肿，并改善全身中毒症状，若不及时治疗，则可能并发菌血症和败血症。

【治疗】

1. 体针刺法

取穴：足三里、肩井、膻中、乳根。

辨证加减：肝气郁结，加太冲；胃热蕴结，加温溜；毒盛酿脓，加丰隆、行间、内庭。

操作：每次选用 5～7 穴，各穴施以中等或较强刺激，留针 20～30 分钟。可间歇行针，一般每日 1 次，3～5 次为 1 疗程。

2. 耳针疗法

取穴：神门、皮质下、肝、胃、胸。

操作：每次取上穴 2～3 个，毫针刺，中强刺激，留针 30 分钟至 1 小时，留针中每隔 10 分钟捻针 1 次。

3. 艾灸疗法

取穴：阿是穴、肩井、乳根。

操作：以艾条温和灸以上穴位，每次 20 分钟左右，每日 1～2 次。本方法适用于急性乳腺炎尚未成脓者。

4. 刺络放血疗法

取穴：患侧背部第七颈椎到十二胸椎之间的皮肤阳性反应点。

操作：以三棱针或一次性采血针点刺以上穴位，数量由 1～5 个点不等。也可在刺血后加拔火罐。

【按语】 本病初起，运用针灸治疗有一定疗效。在针灸治疗的同时，需用吸乳器吸出乳汁，以保持乳汁排泄通畅。如高热、肿痛严重，可配合药物综合治疗。脓肿已成熟者，应及时排脓。

急性肋软骨炎

【按语】 急性肋软骨炎是一种较常见的疾病，好发于青年，女性略多。主要表现为肋软骨增粗，伴有疼痛，其病因尚不明确。追溯病史多数病人有流感或其他病毒感染史。因此有人认为病毒感染可能是其病因。属于中医学“胸痹”、“胁痛”的范畴。

临证可见第 2～4 近胸骨处疼痛，两侧均可发生，病变侵犯 2～4 肋软骨，尤其以第 2 肋软骨多见。局部隆起结节，皮色正常，自感疼痛，压痛明显，严重者甚至屏气，不能举臂。但本病为非化脓性病变，压痛消失后，肿块可存留较长时间，有时劳累后疼痛还会发作。

X 线摄片及血沉均正常。

【治疗】

1. 体针疗法

（1）方法一

取穴：病变上下肋间隙。

操作：显露病变部位，用 75%酒精棉球常规消毒，一手食、中指分别按在病变上下肋间隙，另一手持 1～1.5 寸消毒毫针沿肋骨方向与胸壁成 25°角刺入，以达骨膜为限，留针 15 分钟。虚寒型配合艾灸，隔日 1 次。

（2）方法二

取穴：压痛敏感点。

操作：患者仰卧或坐位，充分暴露患处，对各肋软骨压痛敏感点之外 0.5 寸处常规消毒，用 1.5 寸毫针，针尖以 45°斜向胸骨方向刺入；肋弓处发病可在压痛敏感点之下方距压痛点 0.5 寸处向痛点斜刺，以刺中肋软骨为度，施提插捻转手法 10～15 次，留针 30 分钟。多发者在每一压痛敏感点处刺 1 针。对痛甚者可在针的上、下方加刺 1～2 针，手法同前，不愈者隔日再针。

2. 体针结合刺络放血

取穴：阿是穴、病侧太溪、华盖、紫宫、玉堂、膻中、中庭。

操作：患者仰卧，皮肤常规消毒后，取 28 号 1.5 寸毫针先在病位中心直刺一针，针尖达骨面。再取 28 号 1.5～2.5 寸毫针（据病位大小及要进针的深度定）4 支。分别在中心直针之上、下、左、右取 4 个进针点，右手持针与皮肤呈 15～25°角向中心直针方向进针，使针尖达病变软骨边缘后滑刺向中心针尖处。针刺完后，依次轻摇、小幅度提插针身数次，使针在软骨面或软骨膜下摩动，留针10分钟后依次出针。针毕用闪火法或抽气拔罐，令出血3～5ml，留罐10分钟。再以30号2寸毫针刺病侧太溪穴及病部相应之任脉璇玑、华盖、紫宫、玉堂、膻中、中庭等邻穴，太溪穴得气后使针感向心传导，行补法1分钟，不留针。任脉邻穴得气后使气至病所，捻针1分钟，平补平泻，不留针。隔日治疗1次。

【按语】 肋软骨炎临床并不多见，发病或急或缓，以疼痛部位特殊。局限性明显肿大，深呼吸时疼痛加重为特征，一般有自愈性。临床主要是以缓解疼痛为目的进行治疗，多以阿是穴取穴为主，辅以经络辨证取穴。与局部封闭、理疗相比，针刺治疗有明显优势，有报道总有效率可达100%。其最大疑点在于对发病原因及病理情况还不明了，大致认为为病毒感染或劳损所致。此外对针刺止痛的机制研究不够，目前临床报道还缺乏随访评估。其治疗难点是对慢性反复发作、已经明显的肿胀不能平复。且由于病因病机不够系统，临床医生对预防和预后无从下手。今后的努力方向是收集统计病例，多方探讨病因病机，以使临床治疗系统全面。

肋间神经痛

【概述】 肋间神经痛是指一个或几个肋间神经支配区的疼痛，并有发作性加剧特征。原发性者较为少见，继发性多为邻近器官和组织的病变，胸腔器官病变、胸段脊髓瘤、炎症等均可引发肋间神经痛。中医学将此病归属于“胁痛”或“胁肋痛”。可分虚实辨治，实证多有肝郁气滞、湿热内蕴或闪挫跌仆引起；虚证多由病久体虚，精血亏损，血不养肝所致。疼痛位于一个或几个肋间，多呈持续性，可有阵发性加剧，呼吸、咳嗽、喷嚏等加重疼痛。

【辨证】 证属肝郁气滞者，临床可见胁肋作痛或左或右，痛无定处，常于情绪波动时发作，伴有胸闷、嗳气、泛酸、善怒、少寐等，舌苔薄白，脉弦；肝胆湿热者见胁痛偏右侧，如刺如灼，急性发作时伴有恶寒发热，口苦心烦，恶心呕吐，舌苔厚腻或黄腻，脉弦数；瘀血内停者可见胁痛较剧，痛有定处，入夜更甚，胁下癥积痞块，舌质紫暗或有瘀斑，脉弦或细涩；肝阴不足者可见胁痛日久，隐隐作痛，遇劳则甚，口干咽燥，心中烦热，头晕目眩，舌红少苔，脉细数。

【治疗】

1. 体针疗法

取穴：期门、日月、太冲、外关、阳陵泉、内关。

随证加减：肝郁气滞加肝俞、丘墟；肝胆湿热加行间、侠溪、阴陵泉；

瘀血内停加膈俞、肝俞、三阴交；肝阴不足加曲泉、太溪、三阴交。

操作：每次选 3～5 穴。可采用排针刺，加用电针，留针 30 分钟左右，加拔火罐，留罐 10 分钟。

2. 耳针疗法

取穴：肝、胰、胆、神门、胸、三焦、皮质下。

随证加减：肝胆湿热加耳尖、内分泌；瘀血内停加耳中；久病体虚加耳中。

操作：每次取上穴 2～3 个，毫针刺，中强刺激，留针 30 分钟至 1 小时，留针中每隔 10 分钟捻针 1 次。

3. 皮肤针疗法　沿疼痛区域叩刺，以局部潮红微出血为度，每日或隔日 1 次。

4. 穴位注射疗法　用天麻注射液 4ml 和复方当归注射液 4ml 混合注入相应节段的夹脊穴、背俞穴等，每穴 1～4ml，每日或隔日 1 次。

【按语】 针灸治疗本病有较好的疗效。但对继发性肋间神经痛尚需查明原因，进行病因治疗。

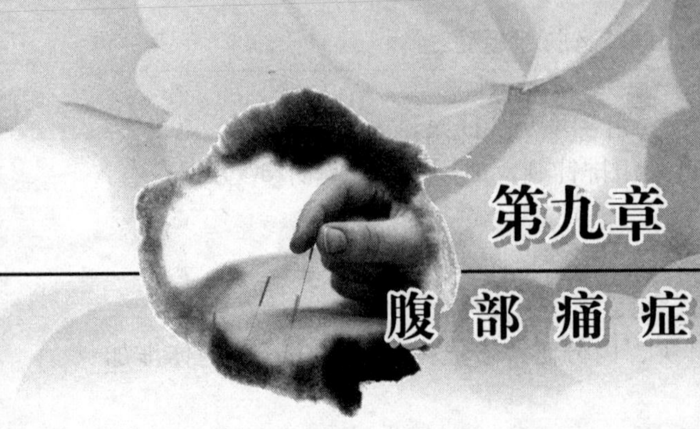

第九章 腹部痛症

胃　痛

【概述】 胃痛又叫"胃脘痛"，以上腹部近心窝处疼痛为主，前人亦称为"心痛"、"心下痛"，但它与《灵枢·厥病》记载的"真心痛"有根本的区别。现代医学的胃痛为消化道疾患的一种症状，如胃溃疡，急、慢性胃炎，胃神经症，胃下垂等疾病都可出现胃痛的证候。

胃痛的发生多与饮食不节，情志失调，脾胃虚寒和复受外寒等因素有关。

【辨证】 本病证属食滞内停者可见脘腹胀满疼痛、拒按、恶食，或嗳气反酸，或痛而欲泻，泻后痛减，舌质红苔腻，脉滑；肝气郁滞者可见胃脘胀痛连及两胁或左或右，痛处游走不定，食后胀甚，吸气频繁，或有泛酸，舌苔薄白，脉弦；瘀血内阻者证见脘痛嘈杂，痛有定处，刺痛如灼，拒按，食后痛剧，痛甚发胀，或只痛不胀，或伴有呕血、便血，舌质带紫，脉沉或沉涩，或细涩；脾胃虚寒者证见胃部隐痛，喜暖喜按，饿时痛增，得食则减，呕吐清水，肢冷胃寒，神疲乏力，面淡无华，大便溏，舌质淡白，脉虚软或濡缓，重证可见吐血、便血等症。

胃痛虽有虚有实，但虚实两者往往兼夹为病，如肝气郁滞的胃痛常转化为"胃热"及"阴伤"证；脾胃虚寒证又复受外寒，疼痛更甚，又如病延日久，久病入络，脉络破损，或为出血，或为瘀血阻滞而成为血瘀证候，它既可以在脾胃虚寒或胃阳不足中出现，亦可在气滞、胃热等实证中并发。

【治疗】

1. 体针疗法

取穴：足阳明胃经、足厥阴肝经、足太阴脾经穴及背俞穴为主。

主穴：内关、足三里、中脘、公孙。

随证配穴：脾胃虚寒加脾俞或胃俞、关元；食滞内停加建里、气海；

肝气郁滞加太冲、阳陵泉；瘀血内阻加膈俞、肝俞、脾俞。

操作：食滞内停、肝气郁滞所致胃痛，属于实证，毫针刺，用泻法强刺激，间歇行针，留针20～30分钟；脾胃虚寒所致胃痛，属虚证，以针平补平泻法，留针20～30分钟，配合灸法，可用温针灸或隔姜灸法；如脾胃气虚引起的胃下垂，中脘穴可向水分穴方向横刺，得气后，持针很缓慢地退出；瘀血内阻所致胃病，毫针刺用平补平泻法，间歇运留针20～30分钟，每天针治一次，疼痛发作期可一天针治两次，如痛已止，为了治本，可隔天或隔两天针治一次。10次为一疗程，休息5～7天，可再进行第二疗程。

2. 耳针疗法

取穴：胃、交感、皮质下、脾、神门；泛酸者加内分泌。

操作：每次取上穴2～3个，毫针刺，中强刺激，留针30分钟至1小时，留针中每隔10分钟捻针1次。

3. 穴位注射疗法　选用普鲁卡因，维生素B_1、阿托品0.05mg，或用红花、当归、芍药浸出液作注射液。

操作：每次取上穴2～3个，穴用足三里，胸8～12夹脊、脾俞、胃俞、中脘。每穴1～2ml。

4. 拔罐疗法

取穴：脾俞、胃俞、背部压痛点、中脘、梁门。

操作：以大号火罐吸拔以上穴位，留罐8～10分钟。

【按语】 胃痛为临床常见症状，很多疾病都可出现。针刺对胃痛有较好止痛作用，但临床应排除胃部肿瘤、溃疡出血、穿孔等，并与早期阑尾炎、胆囊炎、胰腺炎等鉴别。针刺上腹穴位时，方向宜向下，防伤及肝脾。平时饮食宜规律，忌食生冷硬物及刺激性食物。

急性胃肠炎

【概述】 急性胃肠炎是指急性单纯性胃炎伴发肠炎者，临床以急性发作上腹部疼痛、呕吐、腹泻为特征。本病以呕吐为主者，属中医学“呕吐”范畴，以腹泻为主者，则归入“泄泻”范畴。中医学认为本病多由感受时邪，致湿热或寒湿内侵，脾受湿困，升降失调；或饮食不节，误食腐败变质食物，损伤脾胃，致传导失职、清浊相混而成本病。

现代医学认为本病最常见的病因，是不洁食物中的细菌，或其他毒素所致。主要因素有：①细菌或病毒感染：进食了受细菌或病毒污染的家畜、家禽、奶品、粥饭，以及海产品如蟹、螺、海蜇及腌制食物等，最常见的致病细菌是沙门菌属与嗜盐菌，病毒则有轮状病毒、诺沃克病毒、肠腺病毒、星状病毒等，其中以轮状病毒最为常见；②饮食不节：过饮烈酒、浓茶、咖啡、含有浓烈香料的菜肴；③摄食过多、过冷、过烫，或由于粗糙食物刺激胃黏膜；④服用某种药物以致过敏反应或用量过大。本病的病理改便主要为胃肠黏膜的充血、水肿、黏液增多，甚至糜烂、出血。

本病临床症状轻重不一，起病较急，开始可觉上腹部疼痛不适，继则恶心呕吐，所吐之物多为未消化食物，或酸腐而臭。大多数伴有阵发性腹部绞痛，随即泻下黄色水样稀便，吐泻次数少则数次，多则十余次。严重因呕吐、腹泻而出现脱水或酸中毒症状，甚至导致中毒性休克。

【治疗】

1. 体针疗法

取穴：天枢、中脘、上巨虚。

辨证加减：湿热者加大椎、合谷、曲池；寒湿者加阴陵泉、关元；食滞者加内关、公孙、内庭、足三里；伤阴者加三阴交、太溪；阳脱者加关元、气海。

操作：每次选用3～5穴，实证、热证者施以泻法，虚证、寒证可用温针灸，留针30～60分钟。每隔10分钟行针1次，每日1次或2次。

2. 艾灸疗法

取穴：天枢、中脘、上巨虚、足三里、关元、脾俞、胃俞、大肠俞。

操作：每次选4～5穴，以艾条悬灸。每穴5～7分钟，使热力内透。亦可用艾绒隔姜灸，艾炷黄豆大小，每穴5～7壮。阳脱者以神阙隔盐灸，以蚕豆大艾炷灸3～5壮，每日1～2次。适用于本病属寒属虚者。

3. 穴位注射疗法

取穴：内关、中脘、足三里、脾俞、胃俞。

操作：每次选2～4穴，以维生素B类加注射用水至5～10ml，或以庆大霉素2ml、山莨菪碱2ml；混合，每次每穴注入0.5～1.5ml。

4. 刺络放血疗法

取穴：双腘窝和肘窝部小静脉、双舌下静脉。

操作：用三棱针点刺放血数滴或数十滴，双舌下静脉点刺放血。

5. 耳针疗法

取穴：大肠、胃、脾、食道、神门、皮质下、交感。

操作：每次选4穴左右，中强刺激，可加用电针，留针半小时以上，每日1次。亦可针后再加用王不留行籽按压以上耳穴，每日自行按压数次。

6. 针刺拔罐疗法

取穴：参照体针疗法。

操作：针后以火罐拔于上穴，10～15分钟，每日1次。

【按语】 本病针刺疗效较好，可明显止吐止泻，缩短疗程。一般在3天内可以治愈。但本病应去除病因，在护理方面需停止一切对胃肠有刺激的饮食或药物，酌情暂时禁食或给流质饮食，多饮水。有剧烈呕吐或腹泻，有明显失水时，必须静脉补液予以纠正。平时应注意饮食卫生，不吃腐败变质食物，不喝生水，养成饭前便后洗手的习惯。

急性腹膜炎

【概述】 急性腹膜炎大多为腹腔内某一疾病的并发症。临床以腹痛为最主要、最常见的症状。疼痛多数突然发生，持续存在，迅速扩展，其性质取决于腹膜炎的种类（化学性抑或细菌性），炎症的范围和患者的反应。胃、十二指肠、胆囊等器官急性穿破引起弥漫性腹膜炎时，消化液刺激腹膜，则骤然产生强烈的全腹疼痛，甚至产生所谓腹膜休克。细菌感染引起的腹膜炎一般先有原发病灶（如阑尾炎，胆囊炎等）的局部疼痛，穿孔时腹痛比较缓起，呈胀痛或钝痛，不像胃、胆囊急性穿破的剧烈，且疼痛逐渐加重并从病灶区域向全腹扩散。腹痛的程度因人而异，有些患者诉异常剧烈的持续性疼痛，另一些仅诉钝痛或不适感，而虚弱或老年患者，例如重笃的伤寒患者，在急性穿孔时可不感疼痛。恶心与呕吐为本病出现很早的常见症状。开始由于腹膜刺激，恶心、呕吐是反射性的，时有时无，吐出物为胃内容物，有时带有胆汁，以后由于麻痹性肠梗阻，呕吐变为持续性而无恶心，吐出物为棕黄色肠内容物，可有恶臭。并伴有高热、低血压及休克表现，脉搏细数或不能扪及，也可有口渴，少尿或无尿，腹胀，无肛门排气，有时有频繁的呃逆，其原因可能是炎症已波及膈肌。

腹部检查可发现典型的腹膜炎三联征——腹部压痛、腹壁肌肉痉挛和反跳痛。理化检查有助确诊。

【治疗】

1. 体针疗法

取穴：常用穴：梁丘、公孙、足三里。

备用穴：内关、胃俞、大肠俞、合谷、曲池。

操作：以常用穴为主，如病情不能控制，酌加备用穴。取穴时病人一般取半卧位，进针深刺后大幅度捻转结合提插，施泻法，强刺激。持续运针1～2分钟，留针30分钟至1小时，每5分钟以上运针1次。

2. 电针疗法　可于首次运针后接通电针仪，以断续波，频率在180～240次/分，强度以病人能耐受为准。

【按语】 针灸主要是在本病非手术治疗中作辅助疗法，可临时止痛。

但不宜选择腹部穴位，以免加重病情。

急性胰腺炎

【概说】 胰腺炎分为急性和慢性两大类。急性胰腺炎是胰酶在胰腺内被激活后引起胰腺组织自身消化的化学性炎症，以突然发作的持续上腹部剧痛，伴有发热、恶心、呕吐为主要临床表现。严重者可发生腹膜炎、休克和呼吸衰竭，是常见的急腹症之一。慢性胰腺炎是指胰实质的反复性或持续性炎症，患者可有腹痛、腹部包块、黄疸、脂肪泻、糖尿病等表现。本病好发于老年人，以 40～60 岁为多。

现代医学认为引起急性胰腺炎的因素较多。主要因素有：①胆道疾病：包括胆石症、胆道感染或胆道蛔虫等，由于胆管和胰管共同开口于十二指肠壶腹部，如壶腹部发生阻塞，胆汁反流至胰管内激活胰酶原而引起急性炎症；②胰管阻塞：胰管结石或蛔虫、胰管狭窄、肿瘤等引起胰管阻塞，使胰液和消化酶渗入间质，引起急性胰腺炎；③暴饮暴食，促使大量胰液分泌，或大量饮酒使奥迪括约肌痉挛，胰液排出受阻；④手术与创伤：腹腔手术，特别是胰胆或胃手术，腹部钝挫伤，损伤胰腺组织与其血液供应导致胰腺炎；⑤内分泌与代谢障碍：如甲状旁腺肿瘤等，增加胰液分泌和促进胰蛋白酶激活；⑥感染、药物等：这些病因可分别或同时引起胰腺分泌过度旺盛、胰液排泄障碍、胰腺血液循环紊乱与生理性胰蛋白酶抑制物质减少为基础，而导致胰腺自身消化。慢性胰腺炎的起因与地区关系较大，如欧美主要是嗜酒，而我国则以胆道疾病的长期存在为主要原因。另外，急性胰腺炎、胰腺外伤、代谢障碍、免疫疾病、重度营养不良等也可发生慢性胰腺炎。

急性胰腺炎常在饱餐和饮酒后突然起病，以腹痛为首发症状，呈持续性钝痛、刀割样痛或绞痛，阵发性加剧，不能为一般解痉药缓解，进食后加剧。同时伴恶心、呕吐，吐出食物和胆汁，多数有发热，并有不同程度的电解质紊乱，血液淀粉酶升高。出血坏死性胰腺炎可并发消化道出血、败血症、真菌感染及多器官功能衰竭。慢性胰腺炎除上腹或左右腹部疼痛外，还有胰腺功能不全的症状，如腹胀、食欲减退、恶心、嗳气、腹泻甚至脂肪泻。其症状繁多而无特异性。典型者可出现五联征：上腹疼痛、胰腺钙化、胰腺假性囊肿、糖尿病及脂肪泻。

【治疗】

1. 针灸治疗

取穴：肝俞、胆俞、胰、梁门、下巨虚、阳陵泉。

辨证加减：气滞食阻，加大横、支沟、内庭；脾胃实热，加曲池、合谷、大椎；肝胆湿热，加阴陵泉、至阳、日月。

操作：每次选4～6穴，急性胰腺炎或慢性胰腺炎急性发作时，均用毫针强刺激，只针不灸。留针时间要长，中间可间歇行针，可1日数次。大椎、曲池可点刺出血。慢性胰腺炎在非发作期，可选用上穴，毫针刺以中等刺激，留针30分钟。或针后可加用温针灸。每日或隔日1次。

2. 电针疗法

取穴：上穴加用胸7～10夹脊穴。

操作：每次选4～6穴，针后加用电针，急性者用连续波，较强刺激40～60分钟，每日1～2次。慢性者中等刺激，留针30分钟，每日或隔日1次。

3. 耳针疗法

取穴：胆、交感、神门、耳尖、大肠、小肠、屏尖、胰腺点。

操作：以上穴位每次选取5～7穴，急性者或急性发作期用强刺激，耳尖点刺出血，留针30～60分钟。慢性者以耳针中等强度刺激或用王不留行籽压迫，每日1次，压籽者自行多次按压耳穴，两耳交替。

4. 穴位注射疗法

取穴：肝俞、胆俞、胆囊穴、下巨虚。

操作：取以上穴位2～4穴，用山莨菪碱4ml或用0.5mg阿托品加入10%葡萄糖液至5～10ml，分别注入上穴，每穴1～2ml。每日1次，多适用于急性发作期。

5. 皮肤针叩刺加拔罐疗法

取部：胁肋部痛点及与痛点成水平的背俞穴上、中、下三个穴位。

操作：用皮肤针轻轻叩刺以上部位，叩至皮肤潮红为度，加拔中、大型火罐，时间10～15分钟。隔日1次，7次为1疗程。适用于慢性胰腺炎。

6. 刺血疗法

取穴：金津、玉液或厉兑、中冲等穴，以三棱针或一次性采血针点刺出血数滴，每日1次。

【按语】 针灸治疗本病止痛明显，但以病程短，无并发症者效果较好，可较强刺激，并数种方法并用；病程长、胰腺广泛纤维化及钙化，并发症多者，疗程长、疗效差或者无效。对于急性出血性胰腺炎等病情严重者，需中西药物综合治疗。因较大胆道结石等合并胆道感染引起胰腺反复发作而导致的慢性胰腺炎，应以治疗原发病为主。

为减少急性胰腺炎的发生，平时应切实做到饮食有节制，勿暴饮暴食。

急性期过后，为减少防止复发，应绝对禁止饮酒。对胆道疾患需加强治疗，尤其是胆石症。保持情志轻松愉快，避免过度紧张及精神激动，有助于疾病康复。

急性黄疸型肝炎

【概说】 急性黄疸型肝炎是急性病毒性肝炎的一个类型，是由肝炎病毒引起的一种急性消化道传染病。临床表现为起病急、食欲减退、厌油、乏力、上腹部不适、肝区隐痛、恶心、呕吐，部分病人畏寒发热，继而尿色加深，巩膜、皮肤等出现黄疸。

本病按病程可分为三期：

1. 黄疸前期　初起可有畏寒、发热，主要症状为乏力、食欲不振、恶心、呕吐、肝区疼痛、腹胀，便秘或腹泻，尿色逐渐加深，少数病例有明显上呼吸道症状。

2. 黄疸期　巩膜、皮肤出现黄疸，约 2 周内达高峰。部分病人可出现黄疸日益加深，皮肤瘙痒，大便颜色变浅等肝内梗阻性黄疸表现，肝大并有压痛、叩击痛，部分病例有脾大。肝功能明显异常。

3. 恢复期　黄疸和其他症状逐渐消退，肝、脾回缩，肝功能渐趋正常。

急性无黄疸型肝炎大多起病缓，症状类似急性黄疸型肝炎的黄疸前期，肝常肿大伴压痛，偶有脾大，肝功能损害不如黄疸型显著。少数病例症状不明显而于体检时发现。本型发生率远高于黄疸型。

【治疗】

1. 体针疗法

取穴：期门、阳陵泉、足三里、支沟。

辨证加减：湿热郁蒸者加大椎、阳纲、阴陵泉、曲池；寒湿困脾者可配至阳、脾俞、三阴交；热毒内陷者加劳宫、涌泉、内关、百会；肝脾不和者加肝俞、脾俞、胃俞；肝络瘀阻者加气海、血海、膈俞。

每次选用 3～5 穴，急性者针刺中等或较重刺激，留针 30～40 分钟，每日 1 次，5～7 次为 1 疗程；慢性者轻或中等刺激，留针 20～30 分钟，隔日 1 次。10 次为 1 疗程。

2. 电针疗法

取穴：同针刺疗法。

针后通以脉冲电流，以疏波或疏密波，刺激量以病人能耐受为宜。每次 20～30 分钟，每日或隔日 1 次，10 次为 1 疗程。

3. 耳针疗法

取穴：肝、胆、脾、胃、交感、神门。

据症选用4～5穴，耳针常规操作，中等刺激，留针30分钟，每日1次。热毒内陷者耳尖可点刺放血3～4滴。每日1～2次。

4. 穴位注射疗法

取穴：参照毫针刺法。

每次选用2～4穴，急用清开灵注射液，每次每穴1～2ml，注射于上穴，隔日1次。以5～7次为1疗程。

5. 刺络拔罐法

取穴：肝俞、膈俞、脾俞。

方法：每次取1～2穴，用三棱针或一次性采血针点刺出血，局部加拔火罐。每周1～2次。

【按语】 本病的现代针灸治疗，始于新中国成立之初，1958年之后，陆续出现了具有一定数量样本的报道，但未能推广。近20年来，针灸治疗急性黄疸型肝炎已获得医务界的极大重视，在上海、湖北、江苏等20余个省市广泛开展了临床和实验研究，取得了较大的成果。根据近年来临床数据的统计，针灸治疗本病，无论近期或远期疗效，成人或儿童，其治愈率在85%左右。不仅复发率低，且和中药或西药比较，在恢复食欲、消退黄疸、改善肝功能等方面，针灸均略胜一筹。但针灸一般适用于普通型急性黄疸型肝炎，重型病人针灸只是综合措施之一。其次，即使是普通型，也最好是单纯性的，不宜有夹杂症。另外，针刺治疗急性无黄疸型肝炎疗效不及黄疸型。目前，国内比较公认的针灸适应证标准是：①病程在2周以内；②具上述典型临床症状；③体征方面见肝脏肿大，局部有压痛和叩痛，黄疸，肝功能试验有2项以上不正常。而机制研究显示，针刺的作用可能与提高人体特异性免疫有关。

胆石症

【概述】 胆石症是指胆道系统中胆汁的某些成分自胆汁中析出、凝聚而形成固体物质。包括胆囊结石、肝外胆管结石和肝内胆管结石。胆石依据外观形态和化学成分分为胆固醇结石和胆色素结石。城市以胆固醇结石为主，农村则以胆色素结石多见。胆固醇结石84%发于胆囊，胆色素为主的混合结石71%发生于肝胆管。以40岁左右的女性发病较为多见。本病属中医学“胁痛”范畴。

本病的病因和发病机制尚未完全明了，一般认为主要因素有：①胆汁本身理化性质的改变，如胆汁中胆固醇含量相对或绝对升高，或胆盐与磷脂含量降低，或两方面都存在时，胆固醇因饱和而析出结晶；②胆固醇沉积，胆汁中的炎性渗出物、脱落的上皮细胞、坏死组织、细菌集团、蛔虫卵等可成为胆石的核心，使胆固醇沉积，而网罗更多的胆固醇结晶；③其他因素，如胆囊运动障碍、雌激素作用、感染等，使胆汁在胆囊中淤积。总而言之，结石的形成是以胆固醇自身饱和、结晶析出和沉淀作为基础，而胆道淤滞、胆道排空障碍则为沉淀物提供了聚集成长为结石的机会。

本病以腹痛为主要临床表现，发作时多呈典型的胆绞痛，为上腹部和右上腹阵发痉挛性疼痛，持续性加重。可向右肩背部放射，多在饱餐、过劳或剧烈运动后出现。急性发作时除有疼痛外还可伴有恶心、呕吐，平时常伴有消化不良。胆囊结石也有终身无症状，但胆囊颈部结石易引起急性梗阻性胆囊炎。胆总管结石约75%的人可出现黄疸。常见并发症为胆总管炎、胆囊穿孔、胆管出血、急性胰腺炎和肝脓肿。B超和腹部平片均为诊断本病的可靠手段。

【治疗】

1. 体针疗法

取穴：胆俞、肝俞、日月、期门、胆囊穴。

辨证加减：肝气郁结，加支沟、阳陵泉；肝胆湿热，加阴陵泉、至阳、腕骨；瘀血停滞，加膈俞、曲泉、血海；肝阴不足，加三阴交、蠡沟。

操作：每次选4～6穴，急性期或实证宜中强刺激，只针不灸，留针时间要长，中间可间歇行针，每日1次或2次。病程长，反复发作者，以中等刺激，留针30分钟，每日或隔日1次。

2. 耳针疗法

取穴：胆、交感、神门、耳尖、肝、耳迷根、三焦、十二指肠。

操作：以上穴位每次选取5～7穴，发作时强刺激，留针30～60分钟。或耳尖点刺出血。慢性者以耳针中等强度刺激或用王不留行籽压迫，每日1次。压籽者自行多次按压耳穴，两耳交替，可同时配合少量脂肪餐，以促进胆囊收缩，使结石排出。

3. 耳穴皮内针法

取穴：胆、交感、神门、肝、三焦、大肠、小肠、耳迷根、十二指肠。

操作：每次选取5～7穴，将34号皮内针刺入诸穴敏感点后固定。春秋、冬季留针48小时，两耳交替使用，10次为1疗程。但夏季不宜使用。

4. 电针疗法

取穴：上穴加用胸9～11夹脊穴。

操作：每次选4～6穴，针后加用电针，用连续波，较强刺激40～60分钟，每日1～2次。

5. 穴位注射疗法

取穴：日月、支沟、胆囊穴、相应节段的夹脊穴。

操作：取以上穴位2～4穴，用山莨菪碱4ml加盐酸氯丙嗪25mg；或用10%葡萄糖液10ml加维生素B_{12}注射液1ml，注射于以上穴位及相应节段的夹脊穴。刺夹脊穴时，取穴宜于胁肋痛点位置相平。针尖直刺达神经根附近，待有明显针感后，将针稍向上提再注入药液1～2ml。多适用于急性发作期。

6. 皮肤针疗法

取穴：胁肋部、与痛点成水平的背俞穴或加痛点上、下穴位。

操作：用皮肤针轻轻叩击至皮肤潮红为度，可加拔火罐10分钟左右，每日或隔日1次。

【按语】 针灸治疗胆结石效果良好，尤其是耳针在急性发作时，可明显缓解胆绞痛。耳穴贴压后，在B超下可出现明显的胆囊收缩和胆总管扩张的效应，具有显著的消炎止痛、排石作用，如能配合脂餐，效果更好。但针灸疗法受胆石的大小、多少、形态、部位、与周围组织有无粘连、是否感染等复杂情况的影响。一般以肝胆管结石，直径小于1cm者较好，胆囊结石或过大者则效果较差。对于合并感染的结石嵌顿，或伴有肝脓肿、胆囊穿孔等合并症者，则需综合治疗。

该病患者平时应自觉控制体重，防止过于肥胖。养成良好的饮食习惯，避免多食高糖、高脂、高胆固醇食物，注意锻炼身体，切忌忧虑、暴怒、精神刺激及过度疲劳。

胆囊炎

【概述】 胆囊炎是由多种原因引起的胆囊炎症性疾病，临床分为急性胆囊炎和慢性胆囊炎两类。以右上腹疼痛伴有寒战、高热、黄疸、恶心、呕吐、厌食油腻为特征。其女性发病率要比男性高出2～3倍，尤其以中年、肥胖女性好发。本病属中医学“胁痛”、“腹痛”、“黄疸”范畴。

引起急性胆囊炎的主要原因是细菌感染、高度浓缩的胆汁刺激或反流入胆囊的胰液的化学刺激。慢性胆囊炎多由急性胆囊炎迁延而来，但大多数无急性发作史。多因结石、浓缩的胆汁或代谢障碍，导致胆固醇沉积于胆道黏膜上形成结石及慢性炎症。其病理变化，主要为胆囊壁增厚，内壁粗糙，黏膜有溃疡面、囊腔或整个胆囊萎缩变小。

急性胆囊炎以持续的右上腹或中上腹疼痛为特征，进而局限于右肋下胆囊区。疼痛以饱餐或脂餐后诱发。可有恶心呕吐，寒战高热等，严重者可并发胆囊穿孔，继发腹膜炎，甚至感染性休克。慢性胆囊炎以反复发作的右上腹或中上腹疼痛为主，可向右肩背放射。可伴恶心、呕吐，胆绞痛等症，多于食油腻后发作。B超对本病的诊断有重要价值。

【治疗】

1. 体针疗法

取穴：胆俞、日月、太冲、胆囊穴。

辨证加减：肝胆湿热，加阴陵泉、曲池、腓后点（腓骨小头后1寸）；肝气郁结，加期门、阳陵泉；肝阴不足，加三阴交、蠡沟；瘀血阻络，加膈俞、肝俞。如急性期高热，可用大椎点刺出血；黄疸者加至阳；恶心呕吐加内庭、内关。

操作：每次选4～6穴，急性期或实证宜中强刺激，只针不灸，留针时间要长，中间可间歇行针，每日1次或2次；病程长，反复发作者，以中度刺激，留针30分钟，每日或隔日1次。

2. 电针疗法

取穴：上穴加用胸9～11夹脊穴。

操作：每次选4～6穴，针后加用电针，急性期用连续波，频率每分钟150～180次，通电40～60分钟，每日1～2次；慢性期用连续波，频率每分钟120次，通电20～30分钟，每日或隔日1次。

3. 耳针疗法

取穴：肝、胆、交感、神门、耳尖、耳迷根、三焦、十二指肠。

操作：以上穴位每次选取5～7穴，急性者强刺激，或耳尖点刺出血，或加用电针，用连续波，频率每分钟150～180次，留针30～60分，每日1～2次；慢性者以耳针中等强度刺激或用王不留行籽压迫，每日1次，压籽者自行多次按压耳穴，两耳交替。3～5天更换1次，10次为1疗程。

4. 穴位注射疗法

取穴：日月、支沟、胆囊穴、相应节段的夹脊穴。

操作：取以上穴位2～4穴，用山莨菪碱4ml加盐酸氯丙嗪25mg；或用10%葡萄糖液10ml加维生素B_{12}注射液1ml，注射于以上穴位及相应节段的夹脊穴。刺夹脊穴时，取穴宜于胁肋痛点位置相平。针尖直刺达神经根附近，待有明显针感后，将针稍向上提再注入药液1～2ml。

5. 穴位埋线疗法

取穴：上巨虚、大肠俞、天枢、足三里、三阴交。

操作：每次选用2～4个穴位，按埋线法操作常规，穴内埋入“0”号羊肠线2cm左右。15～30天埋1次，7次为1疗程。适用于慢性者。

6. 腕踝针疗法

取穴：下$_1$（双）、下$_2$（双）

操作：常规操作，留针12小时以上，每日1次。适用于慢性者。

7. 皮肤针疗法

取部：背部、天枢、足三里、解溪等。

操作：由上而下沿背部第一腰椎至骶骨两侧，距中线旁开1.5寸的足太阳膀胱经，天枢直下至耻骨联合及足三里直下至解溪的足阳明胃经，叩击3～5遍，至皮肤潮红为度，每日或隔日1次，7次为1疗程。适用于慢性者。

【按语】 针灸治疗急、慢性胆囊炎均有较好的临床效果。对急性单纯性胆囊炎的总有效率在80%～90%之间，耳针、电针疗法尤以止痛为好，穴位注射则可控制急性感染。针灸对慢性胆囊炎，具有缓解疼痛，消除胆囊壁水肿的作用，临床尤以耳穴贴压常用。但慢性胆囊炎出现胆囊收缩功能丧失；或急性胆囊梗阻、嵌顿、化脓、胆囊壁穿孔以及急性重症胆囊炎需中西医综合治疗。

本病宜节制饮食，忌肥甘滋腻之品，多食蔬菜、水果、豆制品等清淡食品。养成良好的大便习惯，纠正便秘，以利胆汁的排泄畅通，并预防和彻底治疗蛔虫病，以免蛔虫钻入胆道引起胆绞痛以及感染或形成结石等。

胆道蛔虫症

【概述】 蛔厥，现代医学称“胆道蛔虫症”，是蛔虫寄生于人体肠道内而导致的疾病。蛔虫寄生于小肠，因其有喜钻孔的习性，若窜入胆道，可引起胆道蛔虫病。

本病临床表现为突然发生的剧烈腹痛，有钻顶感，疼痛部位以剑突下偏右为主，并伴有恶心、呕吐，疼痛缓解后如常人。

大便检查可找到蛔虫卵。

【治疗】

1. 体针疗法

取穴：迎香透四白、足三里、阳陵泉、丘墟、公孙。

加减：蛔虫钻心痛者配巨阙、大敦；恶心呕吐者配中脘、内关。

操作：每次选4～6穴，中强刺激，留针时间要长，中间可间歇行针，每日1次或2次。

2. 耳针疗法

取穴：交感、神门、胆、肝、脾、内分泌。

操作：毫针刺用强刺激手法，每次取2～3穴，留针30～60分钟。

3. 穴位注射疗法

取穴：梁门、期门、足三里、内关。

操作：用0.5%～1%盐酸普鲁卡因5ml，取局部穴（右侧梁门或期门）、远隔穴位（内关或足三里），每穴2～5ml每日1～2次。疼痛剧烈者，可用小剂量盐酸哌替啶（10mg左右）注射液加入注射用水3ml，分别注入两侧足三里穴内。

【按语】 针灸治疗蛔厥有较好的疗效，能缓解疼痛和降逆止呕。穴位以循经取穴与局部取穴相结合为好。但病情严重者，针灸只可临床止痛，需配合其他治疗。

细菌性痢疾

【概述】 细菌性痢疾是由痢疾杆菌引起的肠道传染病，常年散发，夏秋多见。其主要临床表现为发热、腹痛、腹泻、里急后重和黏液脓血便，或伴全身毒血症症状，严重者可有感染性休克和中毒性脑病。本病急性者一般数日即愈，少数病人病情迁延不愈成为慢性，可反复发作。中医学古有“肠澼”、“滞下”、“痢疾”之名。

本病传染源为菌痢病人及带菌者，其中不典型病人及慢性病人和带菌者在流行病学上意义更大。潜伏期为数小时至1周，大多数1～2周。根据痢疾的发病特点和临床表现，通常可分为急性与慢性。

1. 急性菌痢　根据患者全身中毒与肠道症状的严重程度可分为以下四种类型。

（1）轻型：全身症状轻微，多无全身中毒症状，或有低热。有急性发作的腹泻，每天3～5次，左下腹压痛，里急后重无脓血，多为稀便或稍带白色黏液，病程持续3～5天，有可能自愈。

（2）普通型：起病急，早期可有中等度全身中毒症状。畏寒、发热，体温可达39℃。头痛、乏力、食欲不振、恶心、呕吐，继之阵发性腹痛及腹泻，脓血便，里急后重，左下腹压痛等肠道症状。脓血便每天可至数十次，严重病人可引起脱水，致中毒和电解质紊乱。儿童可发生惊厥。病程持续10～15天后有可能变为慢性菌痢。

（3）重型：起病急骤，早期可有严重的中毒症状。体温升高，恶心、呕吐，大便次数频繁以致失禁，带血脓黏液便，里急后重显著。腹痛剧烈，全腹压痛，尤以左下腹为重。病人极度衰竭，四肢冰冷，意识模糊，谵语，血压下降以致周围循环衰竭，危及生命。

（4）急性中毒性：大多发生在2～7岁体质较好的儿童，成人偶可发生。

起病急骤，可在腹痛、腹泻尚未出现时即有高热，可达40℃以上。以精神萎靡、惊厥、昏迷、嗜睡、呓语、四肢冷等神经、精神症状开始。而表现为感染性休克、呼吸衰竭等不同变化。

2. 慢性菌痢　病程在2个月以上，菌痢反复发作或迁延不愈者都列为慢性期，称为慢性菌痢。临床上可分为以下三型。

（1）慢性迁延型：既往有菌痢史，常有不同程度的腹痛、腹胀，便秘与腹泻交替或经常腹泻。大便间歇或经常带有黏液或脓血，腹部有压痛。乙状结肠触诊明显柔韧感。

（2）慢性潜伏型：有菌痢病史，临床症状已经消失2个月以上，但粪便培养有痢疾杆菌，临床不易发现。

（3）慢性菌痢急性发作型：半年内有菌痢史，常由饮食不洁或食用生凉食物为诱因引起急性发作，腹痛、腹泻、发热、大便频繁、呈脓血便。一般病情较轻，恢复多不彻底。

各型菌痢经做大便培养和大便常规检查，都可资助诊断。

【治疗】

1. 体针疗法

取穴：天枢、气海、下巨虚。

辨证取穴：湿热者加曲池、水分；毒热甚，加大椎、十宣放血；寒湿明显，灸气海，针阴陵泉；虚寒明显，加脾俞、肾俞；间歇发作者，加脾俞、胃俞、大肠俞。

操作：每次选用4～8穴，进针达一定深度，施以捻转提插手法，以天枢、气海之针感向四周放射，下巨虚向上下传导为宜。留针1～2小时，每隔5～10分钟行针1次。初始可每日2～3次。以后可每日1次。直至大便细菌培养连续3天转阴后停针。

2. 灸法

取穴：下脘、神阙、关元。

操作：以隔盐灸3壮，每壮用艾绒2g，每日1次，连续7～14天。适用于慢性虚寒性菌痢患者。

3. 耳针疗法

取穴：直肠、大肠、小肠、皮质下、贲门。

操作：每次选3～4穴，中强度刺激，留针30～40分钟。每日2～3次，连续5～7天。慢性菌痢者亦可用王不留行籽按压以上耳穴，每天用手按压5～10次，两耳交替使用。

4. 刺络放血疗法　三棱针在大椎、十二井、尺泽、委中等点刺放血，主要用于急性中毒性菌痢高热持续者，作为综合抢救治疗措施之一。

5. 刮痧疗法

取穴：颈部三道，自风府至大椎一道，风池至大杼左右各一道；背部五道，自大椎至长强一道，大杼至白环俞左右各一道，附分至秩边左右各一道；大椎、大杼、间使。

先以三棱针在大椎穴刺血，并在针眼上盖以消毒棉球，以胶布固定，然后针刺大杼、间使，泻法不留针继而用刮法，具体操作是：用铝制压舌板、小瓷盅或瓷匙作刮器，消毒后蘸上少量凡士林，在颈部和背部按上述所示线路，以均匀压力，自上而下反复刮治，直至皮肤出现青紫色或瘀斑为止。如1小时内热仍不退，加刺神门、内庭、侠溪等；如出现惊厥，加刺合谷、内关、涌泉、印堂、水沟、百会；如出现呼吸衰竭，加刺素髎、迎香、承浆、少商；循环衰竭，加刺素髎、水沟、百会、内关。采取反复提插捻转2分钟后留针，直至症状完全缓解。留针期间可进行多次运针。

6. 独穴疗法

取穴：天枢穴。

操作：应用穴位注射疗法，患者取平卧位，双侧天枢常规消毒，用45号针头快速刺入穴位（肌肉层），并上下提插，得气后回抽无血，即由深至浅层推注注射用水，热证体壮者每穴2ml，寒证体弱者每穴1ml，初次注射每穴1ml，1小时后再注射1ml，以后每日视病情注射1～2次，直至症状、大便常规恢复正常2～3天后为止。

【按语】 针灸治疗本病确有显著疗效，但取穴宜少，针感宜强，针刺宜用泻法，以期能顿挫病势，迅速改善症状。有研究显示，针灸临床症状的消失时间以及大便培养的转阴率均优于药物治疗。其痊愈率可达86.66%，治愈者平均治疗次数为5.2次。

在针灸治疗同时，急性菌痢患者，要给予隔离，卧床休息，视病情随时观察生命体征；饮食以流质、半流质为宜，忌食多渣多油不易消化或具有刺激性的食物。同时保持水和电解质平衡，并对症处理。重症需综合治疗。

急性肠梗阻

【概述】 急性肠梗阻是外科常见的急腹症之一，多由肠腔内、外各种致病因素，如蛔虫、食团、粪便、结石或肠套叠、肠狭窄、腹腔或肠壁肿瘤，以及神经功能失调引起肠麻痹、肠痉挛等，导致肠内容物不能正常通过肠道发生的腹部疼痛。本病类似于中医学记载的“关格”和“肠结”证。

本病表现为阵发性剧烈腹痛、呕吐、腹胀、便秘、不排气等。全身症状早期可不明显，晚期可有脱水、血浓缩、酸碱平衡失调、全身中毒及感染症状，甚至发生休克。绞窄性肠梗阻可见体温增高、脉数、白细胞增加、便血等症状。

体检与X线立位腹部透视摄片有助诊断。

【治疗】

1. 体针疗法

主穴：天枢、上巨虚、下巨虚、关元。

配穴：呕吐加足三里、内关，便秘加大肠俞、支沟。

操作：天枢，直刺1～2寸，强刺激，局部酸胀沉重；上、下巨虚，直刺1～2寸，强刺激，酸胀感向足背放散；关元，直刺1～1.5寸，平针法，酸胀沉重感向下腹放散；足三里，稍偏向胫骨方向直刺1.5～2寸，强刺激，酸胀感向足背放散；内关，直刺0.5～1寸，中等刺激，酸胀感向肘、腋部放散：大肠俞，微斜向脊柱直刺1.5～2寸，强刺激，局部酸胀；支沟，直刺1～1.5寸，强刺激，局部酸胀或扩散至肘，有时有麻电感向指端放散。留针20～30分钟，每3分钟运针1次。

2. 耳针疗法

主穴：胃、大肠、小肠。

配穴：腹、神门、交感、皮质下。

操作：每次选2～3个穴，中强度刺激手法，留针30～60分钟。

【按语】 针灸治疗本病必须在有手术准备的条件下进行。症状是否改善，主要看呕吐、腹痛、排气、排便等症状。呕吐减轻、阵发性腹痛缓解，为梗阻解除的主要指征。排气和排便，以排气为主，仅有少量排便而腹痛不减者，不能说明梗阻缓解。若经6～24小时观察，症状毫无改变者，仍应考虑手术治疗。

急性阑尾炎

【概述】 急性阑尾炎是最常见的急腹症。其临床表现为持续性伴阵发性加剧的右下腹痛，恶心呕吐，多数病人白细胞和中性粒细胞计数增高。而右下腹阑尾区（麦氏点）压痛，则是本病重要的一个体征。急性阑尾炎一般分四种类型：急性单纯性阑尾炎、急性化脓性阑尾炎、坏疽及穿孔性阑尾炎和阑尾周围脓肿。

针灸治疗急性阑尾炎，报道始见于新中国成立之初。20世纪50年代后期，曾掀起过一股治疗本病的针灸热。50年代末，有单位统计针灸治疗各型急性阑尾炎1542例，总有效率成人达84.2%，小儿为66.3%。60年代初，又通过2925例单纯用针刺治疗的急性阑尾炎病人进行分析，显示急性单纯型阑尾炎有效率为80.06%，慢性阑尾炎急性发作有效率为52.68%；阑尾脓肿有效率为35.6%。近二十余年来的大量实践证明，针灸可作为单纯性阑尾炎和轻型化脓性阑尾炎的主要治疗方法，对其他类型的急性阑尾炎，针灸也是有效的辅助疗法。

本病针灸治疗方法众多，几乎各种穴位刺激之法都有报道。而对于其作用机制，也有不少工作。研究表明，针灸可改善阑尾的血液供应，促进机体对炎症过程中有害物质的清除，恢复和加强阑尾有效的蠕动，有利于阑尾腔的排泄及炎症的吸收，同时还能增强机体免疫功能，从而使病变的阑尾获得恢复。

最近人们发现，人的阑尾并非退化器官，它能分泌免疫活性物质，切除阑尾的人中，恶性肿瘤发病率明显升高。从这一意义上说，针灸治疗急性阑尾炎将更具有现实价值。

【治疗】

1. 体针疗法

取穴：常用穴：阑尾穴、足三里、阿是穴。

备用穴：恶心呕吐加上脘、内关；发热加曲池、尺泽；腹胀加大肠俞、次髎。

阿是穴位置：系右下腹压痛最明显点（麦氏点）。

操作：一般仅取常用穴，每次取2～3穴。如某些症状明显，酌加1～2个备用穴。操作上，除尺泽以三棱针刺血外，余穴均以大幅度捻转结合提插之泻法，行强刺激1～2分钟，留针30分钟至1小时，隔5～10分钟运针1次。

2. 电针疗法　针刺后加用电针仪，用疏密波，强度以病人能耐受为度。每日针1～2次。

3. 耳针疗法

取穴：常用穴：阑尾、耳舟中段、新阑尾点。

备用穴：大肠、小肠、肩，发热加皮质下、耳轮，呕吐加耳迷根。

新阑尾点位置：位于对耳轮耳腔缘，在臀与腰椎之间。

操作：毫针刺每次只取阑尾和耳舟中段之压痛点，依据证情酌配备用穴1穴。探得敏感点以后，速刺入快速捻转，刺激宜强，持续捻转2～3分钟后，留针30分钟至1小时，其间可行间断刺激。每日1～4次。新阑尾穴，每侧注入注射用水0.1ml左右，每日2次，证情缓解后每日1次。耳轮穴用刺血法，每日1次。

【按语】　本病针灸治疗仍限于轻症，如症情复杂且有化脓倾向者，宜综合疗法。

泌尿系结石

【概述】 泌尿系结石是泌尿系统各部位结石的总称，临床常称为尿石症，是泌尿系统常见的疾病，常分为上尿路（肾、输尿管）结石和下尿路（膀胱、尿道）结石。在我国以上尿路结石较多。临床以下腹部绞痛、小便涩痛、血尿为特征。好发于20～50岁之间，男女比例约为3∶1。本病属于中医学“石淋”、“砂淋”、“血淋”、“腰痛”、“癃闭”等范畴。

形成尿路结石的因素很多，其中80%以上原因不明，可能与以下因素有关：①尿路狭窄，尿流缓慢，如先天性肾盂、输尿管交界处狭窄、多种尿路畸形、多囊肾、巨输尿管症等都易发生；②尿路感染，如葡萄球菌、变形杆菌、大肠杆菌等为尿分解菌，均可产生尿毒分解酶，提高尿pH值，容易形成磷酸镁结石、碳酸磷灰结石和碳酸氢铵石；③内分泌代谢疾病，如甲状腺功能亢进症所致的钙代谢异常、肠大部分切除或短路所致的草酸代谢异常、高尿酸血症与痛风所致的尿酸代谢异常等；④长期卧床，使骨废用而脱钙，而致大量钙、磷进入血液；⑤饮食习惯，饮水过少，尿液浓缩及过食荷叶、菠菜、巧克力、乳制品、豆制品及动物内脏等，致尿酸排泄增加；⑥药物的影响，如长期使用磺胺类药物、维生素C、维生素D、肾上腺皮质激素等均易形成结石。

本病的临床表现取决于结石的移动、大小、梗阻程度、有无继发感染和肾功能受损程度等。如结石固定不动，或膀胱结石，但无梗阻感染者，大多无任何症状。如果结石移动，而不形成梗阻时，仅为腰腹部钝痛或隐痛。一旦引起尿路梗阻，就可出现肾绞痛。输尿管中下段结石的肾绞痛可放射到小腹及尿道。绞痛时可出现恶心、呕吐、冷汗、面色苍白、呼吸急促等症状，多呈阵发性，历时数分钟至数小时。在肾绞痛同时可出现血尿。合并尿路感染者，可出现尿频、尿急、尿痛等症状。双侧肾结石梗阻、双侧输尿管结石梗阻、膀胱大结石梗阻，均可出现梗阻性无尿。

【治疗】

1. 体针疗法

取穴：膀胱俞、三焦俞、中极、委阳、水道。

辨证加减：湿热下注，加阴陵泉、内庭；气滞血瘀，加膈俞、血海、京门；肾阴不足，加三阴交、太溪、复溜；肾阳虚衰，加关元、肾俞、命门。

操作：每次取4～6穴，实证者针刺中等度或较强刺激，留针30分钟，每隔10分钟行针1次，热甚或血瘀者可在曲池、血海、委阳等穴点刺出血。每日1次或2次。慢性者以轻或中等度刺激，证属虚寒者加用温针灸。每日或隔日治疗1次，10次为一疗程。

2. 电针疗法

取穴：参照针刺疗法。

操作：针刺得气后加用电针，急性者用连续波，频率每分钟150～180次，每日治疗1或2次；慢性者用疏密波或连续波，频率每分钟120左右。每日或隔日治疗1次，10次为一疗程。

3. 耳针疗法

取穴：肾、输尿管、三焦、膀胱、尿道、神门、外生殖器、皮质下、腰、骶。

操作：毫针用中等或较强刺激，可加用电针，每日针1次，两耳交替。必要时耳尖点刺出血1～2滴；亦可在针刺后用王不留行籽贴在相应穴位上，1周更换2～3次，每天病人可自行按摩埋针或穴贴处数次。

4. 穴位注射疗法

取穴：参照针刺疗法。

操作：用清开灵或鱼腥草注射液6～8ml，按穴位注射常规，得气后注入上穴，每穴1.5～2ml，亦可用0.5%～1%普鲁卡因加入维生素B类注射液混合后注入上穴，每日或隔日1次，5～10次为一疗程。

5. 皮肤针加拔罐疗法

取部：膀胱经背部第一、二侧线及腰骶部。

操作：用皮肤针叩刺背腰部，可叩至皮肤少量出血点后加拔中至大号火罐10分钟左右。每日或隔日1次，10次为1个疗程。

【按语】 针灸治疗泌尿道结石，以中下段（输尿管以下）结石疗效较好。临床观察结果表明，针灸不仅能解除结石所致的泌尿系绞痛，而且还能促使一些直径小于1cm、表面光滑的结石排出，故具有镇痛和排石两种作用。其机制在于针刺可使输尿管蠕动增强，尿流量加大，以利于结石下移，排出体外。临证时可选取腰部、腹部穴位，适当深刺，加大刺激量，也可使输尿管的蠕动增强，加速排石。在治疗时机方面，除在规定时间治疗外，如能在绞痛发作时排石机会最多。而治疗后的不时疼痛，常为排石先兆，应予以注意，并加紧治疗。但对于输尿管上段及肾盂内的结石、直径超过1cm以上的结石、表面粗糙甚至有棱有角的结石或结石日久粘连者，则难以排出。因此如结石较大，在泌尿道呈嵌顿状态者，应及早施行体外震波碎石或外科手术取石。对于绞痛发作频繁、持续不能缓解并伴见感染、肾积水和肾功能损害者，应及时配合中西药物综合治疗。

原发性痛经

【概述】 凡在行经当中或经期前后发生下腹部疼痛，以致影响正常的生活及工作者，称为痛经，中医学将此病称之为“经行腹痛”，认为本病多由劳伤气血，体质虚弱，气滞血瘀；或风寒之气外袭，伤及冲任等所致。

现代医学中一般将痛经分为原发性和继发性两种。原发性痛经指患者无生殖器官器质性改变，常发生于月经初潮后不久的未婚或未孕的青年女性。原发性痛经多属功能性痛经，多与子宫肌肉痉挛、子宫峡部张力过高、子宫位置过高、子宫内膜在行经时整块排出以及受寒、精神刺激等有关；器质性痛经是指由于机体器质性改变而引起的痛经，主要是盆腔内有器质性病变，如慢性盆腔炎、盆腔结核以及子宫内膜异位症等所致。

本病临床主要表现为下腹部绞痛，也可出现胀痛或坠痛。有时疼痛放射到腰骶部、股内侧、阴道甚至肛门等处。多在月经来潮第1～2日出现，一般于月经来潮前数小时即已感到疼痛，成为月经来潮之先兆。月经开始时疼痛逐渐或迅速加剧，疼痛历时数小时，有时甚至2～3日。疼痛呈阵发性，疼痛剧烈时患者脸色发白，出冷汗，全身无力，四肢厥冷，并伴有恶心、呕吐、腹泻、尿频、头痛等症状。

【治疗】

1. 体针刺法

取穴：关元、三阴交、十七椎。

辨证加减：气滞血瘀型加合谷、太冲、气海穴；寒湿凝滞型加命门、足三里；气血虚弱型加足三里、气海；肝肾亏损型加肾俞、肝俞、太溪、太冲。

操作：每次选用3～5穴。针刺关元、气海，采用连续捻转的手法，务使针感向下传导，三阴交施以泻法；十七椎下可刺入1～1.5寸深，得气后快速捻转，使针感向小腹传导。寒证、虚证者起针后在小腹部穴位施以艾灸，至皮肤红润；或在腹部穴位施以温针灸。疼痛发作时也可配合用电针仪，每次选用2穴，腹部与下肢穴相配，选用密波或疏密波。留针30～60分钟，发作时每日1～2次，非发作期可隔日治疗1次，至月经来潮前3日，可每日治疗1次。

2. 艾灸疗法

取穴：关元、十七椎、命门。

操作：上述腧穴，以艾条悬灸。每穴5～7分钟，使热力内透。亦可用艾绒隔姜灸，艾炷黄豆大小，每穴5～7壮。此法适用于虚寒型患者。

3. 耳针疗法

取穴：子宫、卵巢、内分泌、肾、肝、脾。

操作：每次取上穴 2～3 个，毫针刺，中强刺激，留针 30 分钟至 1 小时，留针期间每隔 10 分钟捻针 1 次。

4. 穴位注射疗法

取穴：上髎、次髎。

操作：用 1%普鲁卡因注射液 1ml，皮下注射上穴，每日 1 次。此法有即刻止痛之效。

5. 穴位贴敷疗法

取穴：中极、三阴交、肾俞、次髎。

操作：痛舒宁硬膏（成药）剪成 4cm 见方，于经前或经期贴敷于以上穴位，每日更换 1 次。

6. 刺络放血疗法

取穴：上髎、次髎。

操作：用三棱针点刺放血数滴或数十滴。此法适用于气滞血瘀型患者。

【按语】 针灸治疗本病有很好的止痛效果，一般针后可即刻止痛。但要保持疗效须嘱患者坚持治疗，一般需连续针刺 3 个月经周期以上方可治愈。另外，对患者进行月经生理教育十分重要。如能消除对月经的焦虑、恐惧等精神负担，加强身体锻炼，多数可使痛经的症状缓解。平时应注意营养和经期卫生，经期宜保暖，忌食生冷及冒雨涉水，并注意避免过度劳累。寒湿凝滞者可服生姜赤砂糖水，局部热敷及温水淋浴亦可暂时缓解疼痛。

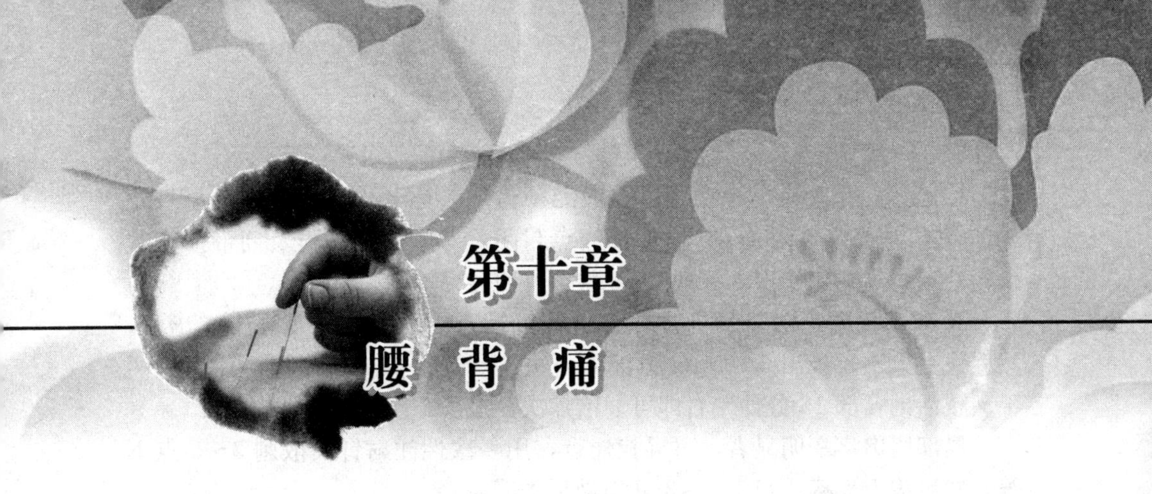

第十章 腰背痛

急性腰扭伤

【概述】 急性腰扭伤，是当腰部肌群处于高度紧张状态或甚为松弛状态时，突然遭受外来暴力，使筋肉受到了急剧的牵拉损伤，产生局部不同程度的疼痛、肿胀和腰部活动障碍。

急性腰扭伤是常见病，多发于青壮年和体力劳动者，男性较女性为多。急性腰扭伤若因处理不当，或治疗不及时，亦可使症状长期延续，变成慢性。

本病患者多有抬重物、弯腰、转身、失足、滑跌等扭伤史，有的伴腰部断裂感或撕裂声，重者即刻不能活动，也有的当时不重，但次晨因组织水肿，疼痛重而不能起床或活动；咳嗽、喷嚏等可使疼痛加重。卧床不能完全缓解。

检查可发现患者腰部肌肉紧张、腰骶关节下方、髂后上棘、髂嵴后缘和 L_3、L_4 横突等处、棘突或棘间压痛、肿胀，腰部活动受限。部分患者亦可有反射性腿痛。

【治疗】

1. 体针疗法　腰正中痛，针刺人中穴；脊柱两侧腰痛，针刺后溪穴；腰痛在患侧脊柱外侧并连及臀部和大腿外侧，针刺手部腰痛穴；病在腰部正中及脊柱两侧，针刺人中、后溪穴；病脊柱两侧、脊柱外侧并连及臀部和大腿外侧者，针刺后溪、腰痛穴。一侧腰痛，健侧取穴，双侧腰痛双侧取穴。常规消毒进针后，强刺激使患者有酸、麻、胀感，同时嘱患者尽量活动腰部。留针 10～15 分钟，留针过程中，运针 1～2 次，每日治疗 1 次。

2. 封闭疗法　对急性腰扭伤，疼痛剧烈伴有肌肉痉挛者，可采用 0.5% 普鲁卡因 20ml 于痛点处行封闭。其深度视个体胖瘦、压痛点深浅及解剖特点而定，切勿过深，并按常规于推药前先行回抽，无血液回流时即可。1～

2日1次，4～5次为1个疗程。一般无须另加其他药物。也可用泼尼松龙1ml，加1%普鲁卡因4ml，做局部痛点封闭，对腰肌、筋膜及韧带损伤效果较好。每周封闭1次，一般1～3次即有明显好转。

3. 刺络拔罐疗法　局部皮肤常规消毒后，用三棱针点刺委中穴出血，然后拔上火罐，吸出5～15ml血液即可去罐。局部擦拭干净后，让患者两手叉腰活动腰部15分钟左右即可。治疗次数最少1次，最多3次。

局部肌肉痉挛明显者，可寻找痛点，用一次性注射针尖散刺3～5点不等，然后拔上火罐，吸出1～3ml血液后去罐。

【按语】　针灸治疗本病方法多，疗效好，本节仅摘其要。按其分类，主要分为局部治疗和非局部治疗。非局部治疗，如耳针、手腰痛点、人中、后溪、委中、腹针等取穴部位很多，大多以刺激后干扰局部腰痛对中枢的疼痛传导而取效。局部治疗封闭可直接抗炎、抗渗出，故适用于扭伤重、局部肌肉痉挛、水肿渗出明显者；刺络配合拔罐，以负压吸出渗出液，起到减压和缓解肌肉痉挛作用，临床效果也十分明显。

慢性腰肌劳损

【概述】　慢性腰肌劳损又称功能性腰痛，是指无典型外伤史的腰部慢性损伤，如腰骶椎部的肌肉、筋膜、韧带、小关节等软组织因积劳而致的慢性损伤，以发病缓慢、腰部酸痛、不能耐劳为特点。属中医学“痹证”“痿证”等范畴。

本病多有长期腰痛史，反复发作。表现为腰部酸痛不舒，在劳累后或阴雨天加重。部分患者在骶髂后面、骶骨后部臀肌止处或腰椎横突处有压痛。

X线摄片常无特殊显示。

【治疗】

1. 体针疗法

取穴：患侧委阳、委中、阴谷。

操作：患者侧卧位，下肢伸直，常规消毒后取30号2寸毫针于委阳直刺1.2寸，委中直刺1.5寸，均用提插泻法，阴谷直刺1.2寸，用捻转补法。留针30分钟。每日1次，10次为1疗程，休息3～6天进行下一个疗程。

2. 温针疗法

取穴：主穴：夹脊穴。

配穴：环跳、风市、委中、昆仑。

操作：主穴针柄施约1cm长艾条温灸，均留针20分钟，每日1次，10次为1疗程。治疗1～3个疗程。

3. 火针疗法

取穴：肾俞、大肠俞、阿是穴（均刺0.5寸）；寒湿型配命门、腰阳关（均刺0.4寸）、委中（刺0.3寸）；劳损型配委中（刺0.3寸）；肾虚型配复溜、太溪（均刺0.3寸）。

操作：穴位消毒，以粗毫针在酒精灯上将针体烧红，迅速依次点刺（每刺1穴烧针1次）。出针后用消毒棉球揉按针孔，阿是穴每次4～10分钟。再次治疗可在已针穴位经脉偏上或偏下点刺，阿是穴每次定穴。3～6日1次，治疗1～2次。

4. 电针疗法

取穴：在腰部足太阳经所过之处找到最敏感的压痛点作为进针点。

操作：患者俯卧，常规消毒，用1.5寸毫针快速垂直刺入皮肤，捻转手法使得气。以督脉为界，左右腰部各进针，以每两针为一组，接通电针仪，选用疏密波形，电流强度根据患者耐受力由小到大逐步调至最适宜状态。通电20～30分钟。10次为1疗程。

【按语】 慢性腰肌劳损，由腰部长期劳损而致，以腰痛隐隐，时轻时重，反复发作为特点，劳累后加剧，休息后减轻，尤其保持弯腰姿势稍久即引发疼痛，无确定痛点，可有同侧臀部及下肢的放射痛。中医辨证主要为虚证内伤肝肾，实证外感寒湿，临床治疗要点是辨明虚实，分清标本，强调综合疗法，动静结合。早期物理疗法、针灸推拿即可有较好疗效，治疗范围应包括患腰部的下肢受累部分，病程较长者需以电针、火针、针刀、埋线及配合中药内服等加强疗效，必要时局部封闭。在积极治疗的同时，嘱患者休息与功能锻炼相结合。控制腰部不良姿势的时间。难点在于本病多属本虚标实，虚实夹杂，不易立即奏效。因本病与患者的工作生活密切相关，今后如能筛选出在工作生活中可兼治疗和预防为一体的疗法当为最佳。

第三腰椎横突综合征

【概述】 第三腰椎横突综合征是以第三腰椎横突尖部局限性疼痛、压痛及影响弯腰活动为临床特征的一种病症，多由腰三横突过长所致，属中医学“腰痛”范畴。

本病多为慢性起病，有腰部过度活动史者易发。疼痛局限，压痛点在第三腰椎旁约4cm处，可触到痉挛性结节，单侧或双侧发病。做前屈动作时疼痛加重，且活动度受限，腰部僵硬。

X线摄片可见第三腰椎横突较正常为长。

【治疗】

1. 针刀疗法

取穴：第三腰椎横突尖部压痛敏感部位。

操作：患者取俯卧位，腹下垫起使腰段后凸，在第三腰椎横突尖部压痛敏感部位常可触及一纤维状硬结，做一标记为进针点。局部常规消毒，覆盖无菌孔布，以刀口线与人体纵轴平行刺入，直达横突尖部骨面，然后紧贴骨面纵行剥离，感觉肌肉和骨尖之间有松动感后出针。每5天治疗1次，如未愈5天后再做一次，最多不超过3次。

2. 电针疗法

取穴：腰部夹脊穴为主，病侧腰椎横突压痛点为配穴。

操作：夹脊穴直刺至椎板，食指向前拇指向后缓慢捻转至滞针状，使针感向腰3横突方向传导，腰横突压痛点以60°角斜刺，直至抵达横突尖部，行提插捻转相结合的泻法1分钟，接电针仪，通电30分钟。

3. 体针结合艾灸疗法

取穴：肾俞穴为主，腰椎横突周围。

方法：用6～8根26号2寸毫针，以肾俞穴（取痛侧）为主，沿横突周围刺入直至骨表面，然后在艾绒中拌入少量川乌粉、草乌粉制成的艾炷进行温针灸。

4. 火针结合拔罐疗法

取穴：第三腰椎横突尖部，单侧或双侧找到敏感的压痛点。

操作：先在第三腰椎横突尖部，单侧或双侧找到敏感的压痛点，并用紫药水标记。局部常规消毒，用单头火针在酒精灯上烧红至发白发亮时，对准压痛点快速刺入3～5针，留针2～5分钟，针后拔火罐10分钟。以上治疗方法每隔3天1次，3次为1疗程，未愈者休息7天，再进行第2个疗程。

5. 穴位激光照射疗法

取穴：主穴选用第三腰椎横突尖端处压痛点（相当于气海俞），配穴选用肾俞、大肠俞、委中。

操作：每次取主穴及1个配穴。仪器选择激光针灸仪，用75%酒精棉球将专用的空心激光针及穴位皮肤常规消毒后，将针对准穴位，快速刺入皮下，缓慢进针（主穴之针尖应顶住第3腰椎横突尖端），得气后，激光即可对穴位的合适深度进行经络敏感点的直接照射，留针20分钟。每日治疗1次，6次为1疗程。

【按语】 第三腰椎横突综合征以发病隐匿，第三腰椎横突尖部可触及硬结和压痛，缠绵不愈为临床特征，部分病例可有臀部的放射痛，X线片可见第3腰椎横突明显较其他横突长。临床治疗要点是对症治疗，缓解疼痛。由于病变深而局限，药物内服外用难以奏效，推拿、针刺及针刀治疗取阿是穴为主，舒活患病周围组织，松解粘连，与其他疗法相比为治疗本病的主要手段。

本病的治疗要点是准确定位，平时应积极锻炼腰肌，预防复发。其难点在于不易早期发现，一旦发病，局部多已形成硬结，治疗难以立即奏效，况且本征常伴发腰椎间盘突出症、腰肌劳损、腰椎骨关节病等，彼此相互影响，诊断和治疗时需全面兼顾。今后应注意新型针具、针法的开发，使传统疗法的疗效更上一层。

腰椎间盘突出症

【概述】 腰椎间盘突出症，是指椎间盘发生退行性改变，在某种诱因下纤维环破裂，髓核组织从破裂的纤维环处向后或后外侧突出，刺激或压迫其周围的神经根、血管或脊髓等组织所引起的一组临床症状。其中有50%～85%的病例可引起坐骨神经痛。

椎间盘的主要功能是：承担和传送压力，吸收脊椎震荡，缓冲外力，维持脊柱的稳定，保持脊柱应有的弹性。髓核是椎间盘的主要部分，纤维环与软骨板有保护和固定髓核的作用。椎间盘组织本身缺乏血供，修复能力极差，加之负重大、活动多。一般在20岁以后，就开始发生退行性改变，纤维环的韧性及弹性均逐渐减低。此时外伤、尤其是积累性劳损伤，则成为纤维环破裂的诱因。也有少数病例并无外伤史，而是在着凉后，肌肉和韧带的紧张性增强，使椎间盘的内压增加，促进已萎缩的纤维环发生破裂。

本症多见于25～50岁男性，男与女之比为（6～12）∶1，此与男性的社会劳动频率、强度有关。一般多为突然急性发病，常有外伤、过度劳动史。但反复的轻微外伤也可引起缓慢发病。后者常表现为劳累后出现症状，经休息后自行缓解或自愈，再劳累又复发，如此时轻时重，呈间歇性病程。

绝大多数腰椎间盘突出症患者有腰背疼痛，既有先腰痛后腿痛者，也有先腿痛而后腰痛者。患者腰部疼痛范围较大，主要在下腰部和腰骶部。疼痛较深在定位不准确，间歇性反复发作。多因转身或弯腰等动作而诱发，休息后好转。下肢痛表现为典型的根性神经痛。大部分发生在腰背痛后，也可与腰背痛症状同时出现。多表现为钝痛，逐渐出现，慢慢发展。痛呈放射性，由臀部开始，逐渐放射至大腿后外侧，小腿外侧，至足跟、足背、足趾，影响站立和行走。当咳嗽、喷嚏或活动时疼痛加剧。多数病例在椎间盘突出的椎间隙旁有明显的压痛点，按压此处可引起或加重放射性疼痛。病程久者，常有小腿后外侧、足背、足跟、足掌的麻木和发凉。

本症的具体临床表现因椎间盘突出的范围和压迫的位置而有不同。腰3、4椎间盘突出时（约占5%），腰4神经根受累。疼痛由腰背部向骶髂、臀部、大腿前外侧、小腿前侧传导。伸膝无力，主要出现小腿前内侧皮肤麻木。腰4、5椎间盘突出时（约占45%），腰5神经根受累，疼痛由下腰部向腰骶、髂部、臀部、大腿和小腿后外侧放射，患者行走时姿态拘谨，腰椎凸向一侧，一侧骶棘肌痉挛。病变部位棘突旁压痛，并向下肢放射，趾背伸无力，麻木部位多出现在小腿外侧部、足背皮肤和足趾。腰5骶1椎间盘突出（约占50%），骶1神经根受累，疼痛由腰部、臀部沿大腿、小腿外侧放射至足跟外测，多出现小腿和足外侧三个足趾感觉麻木，跟腱反射减弱或消失，脊柱多不侧弯，棘突旁压痛也不典型，甚至根本没有压痛。巨大椎间盘突出至椎管，压迫马尾神经可出现双下肢放射痛，会阴区麻木、大小便无力。女性有假性尿失禁，男性可出现阳痿。

X线检查，平片可显示脊椎侧弯、腰段生理前突减小、消失或后突。患病的椎间隙变窄，前窄后宽；患侧宽、健侧窄等有助于诊断。CT检查、MR检查，对确诊本症有极大的实用价值。

【治疗】

1. 体针疗法

取穴：腰部夹脊穴、肾俞、大肠俞、环跳、秩边、八髎、承扶、委中、阳陵泉、承山、绝骨、昆仑。

操作：每次选5～8穴。针刺中等刺激或较强刺激，要求针感明显，并向下肢远端放射为佳。但出现触电样放射感后，不宜在局部反复提插以免损伤坐骨神经。气滞血瘀者加血海、膈俞；寒湿痹阻型可在针刺后加用温针灸。伴足下垂者加足三里、上巨虚、解溪；伴马鞍区麻木者加腰俞、会阴；伴排尿无力者加关元、中极；伴排便无力者，加长强。留针30～40分钟。每日1次，7次为1疗程。

2. 电针疗法

取穴：同上。

操作：依上法选针刺后，加用电针。根据病痛扩散部位，循经选取远部穴位为配穴。以负极接主穴，正极接配穴，选疏密波，电流频率为每分钟200～300次，强度以病人能忍受为度。每次治疗10～15分钟。隔日1次，10次为1疗程。

3. 穴位注射疗法

取穴：腰部夹脊穴、大肠俞、环跳、秩边、承扶。

操作：每次选 2～4 穴。用复方当归注射液 2～4ml、维生素 B_1 100mg、维生素 B_{12} 500μg 混合注射上穴。最好将药物分层注射，以利促进药物吸收。环跳穴注射时，如出现触电样感觉时，需将针提起再作注射。隔日注射 1 次，5～7 次为 1 疗程。

4. 耳针疗法

取穴：臀、坐骨神经、神门、腰椎、骶椎、膝。

操作：用毫针刺以中等刺激，可间歇行针；亦可通以脉冲电流，频率用连续波，留针 30～60 分钟。还可在针后用王不留行药籽贴压，1 日数次按压耳穴。两耳交替，每日或隔日 1 次。10 次为 1 疗程。

5. 刺络拔罐法

取穴：腰部夹脊穴、阿是穴、委中。

操作：每次选用 2～4 穴，用一次性采血针或三棱针点刺后，再拔以火罐 5～10 分钟，使其出血 1～2ml，擦尽血迹并局部消毒。每周 1～2 次。

【按语】 腰椎间盘突出症的治疗方法大体可分为非手术疗法、手术治疗和介于两者之间的经皮穿刺吸引术等。非手术疗法包括卧床休息、牵引疗法、针灸推拿、各种药物的内服及外用等。主要适应证为：初发病程较短的膨隆型突出，或病程较长但症状不重者；具有较大的三角形椎管，突出物居中或中间位者；年龄较轻无神经根或马尾神经损害的病例；不同意手术或全身性疾病不能施行手术的患者。

针灸是治疗本病重要的非手术治疗方法之一。通过循经取穴（或按受累神经节段的循行取穴）和随证取穴针灸，不但可以疏通经络，活血止痛，促进受压神经根周围炎症水肿的消退，还能提高中枢镇痛物质的分泌而直接镇痛。但针灸的疗效与病变的程度关系密切。视病变具体情况需配合其他疗法。

由于本病是在退行性病变基础上受到积累性损伤所致。而积累伤又是加速退行性病变的重要因素，故保持正确的体位和活动方法、减少积累伤就显得非常重要。长期坐位工作者需注意桌、椅高度适宜，定时改变姿势。职业工作中常弯腰劳动者，应使用宽腰带，并定时做伸腰、挺胸活动，以减少对椎间盘后方的压力。另外，避寒保暖和彻底治愈腰部的急性和慢性软组织损伤对预防本病的发生相当重要。

坐骨神经痛

【概述】 坐骨神经痛是指在坐骨神经通路及其分布区内的疼痛，如腰骶部、臀部、大腿后侧，小腿后侧产生的疼痛，为多种疾病引起的一种症状。坐骨神经由腰4～骶3神经根组成。临床上可依据其致病原因分为原发性和继发性两大类原发性坐骨神经痛即坐骨神经炎，多与风湿、感染、受寒、遇湿有关；继发性坐骨神经痛是因坐骨神经通路遭受邻近组织病变的影响所致。按其受损的部位分为根性坐骨神经痛和干性坐骨神经痛。

根性坐骨神经痛起病随病因不同而异，最常见的腰椎间盘突出常在用力、弯腰或剧烈活动等诱因下，急性或亚急性起病。疼痛常自腰部向一侧臀部、大腿后、腘窝、小腿外侧及足部放射，呈烧灼样或刀割样疼痛，咳嗽及用力时疼痛可加剧，夜间更甚，患者为避免神经牵拉、受压，常取特殊的减痛姿势，如睡时卧向健侧，髋、膝关节屈曲，站立时着力于健侧，日久造成脊柱侧弯，多弯向健侧，坐位臀部向健侧倾斜，以减轻神经根的受压，牵拉坐骨神经皆可诱发疼痛，或疼痛加剧，直腿抬高试验阳性。坐骨神经通路可有压痛，如腰旁点、臀点、腘点、踝点及跖点等，患肢小腿外侧和足背常有麻木及感觉减退，臀肌张力松弛，伸蹈及屈蹈肌力减弱，跟腱反射减弱或消失。

干性坐骨神经痛起病缓急也随病因不同而异，如受寒或外伤诱发者多急性起病，疼痛常从臀部向股后、小腿后外侧及足外侧放射，行走、活动及牵引坐骨神经时疼痛加重，压痛点在臀点以下，脊椎侧弯多弯向患侧以减轻对坐骨神经干的牵拉。体检发现沿坐骨神经分布区有压痛点如腰旁、髂点、臀点、腓点、踝点等。坐骨神经支配范围内，有不同程度的运动、感觉、反射和自主神经功能障碍，致患侧脚趾背屈力弱，小腿外侧皮肤痛觉减退，跟腱反射消失，臀部肌张力降低等。

【治疗】

1. 体针疗法

取穴：大肠俞、阿是穴、环跳、阳陵泉、委中、承山、悬钟、昆仑。外伤瘀血加委中放血，腰骶部拔火罐；寒湿者加腰阳关，多灸；肝肾亏虚者加命门、肾俞。

操作：根据病变部位选取相应5～8穴，针刺以中等刺激，留针30分钟。可间歇行针，也可加用电针，一般每日或隔日1次，5～10次为1疗程。

2. 耳针疗法

取穴：坐骨神经、臀、神门、腰骶椎、肝、肾、耳中、肾上腺、内分泌。

操作：毫针针刺以中强刺激，留针30～60分钟。每日1～2次。可加用王不留行籽按压以维持疗效。急性坐骨神经炎加耳尖放血。

3. 皮下埋针疗法 取秩边、环跳、阳陵泉、委中、悬钟，用皮内针刺入皮下，以胶布固定，留置3～5天，疼痛时令患者按压埋针处。

4. 拔罐疗法 可在针灸完毕后，用火罐分别拔于环跳、秩边、殷门、委中、承筋、承山等穴，每次留罐5～10分钟，每日1～2次。

【按语】 本病针灸效果良好，对各种原因所致坐骨神经痛有改善血液循环、消炎、缓解疼痛的作用。但急性期应卧床2～3周，腰腿部注意保暖，睡硬板床。另务必明确诊断，排除肿瘤等所致的坐骨神经痛。

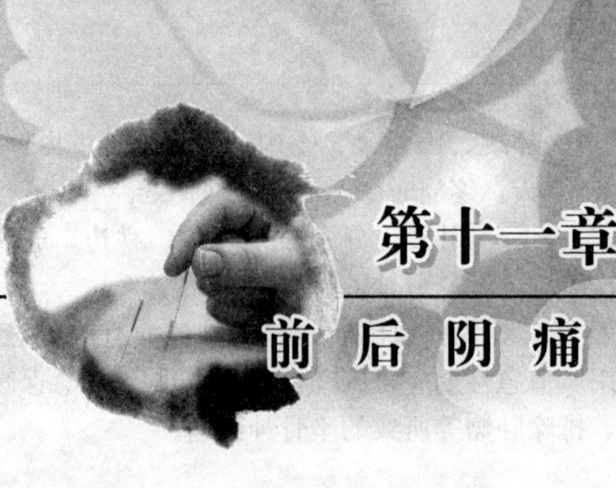

第十一章 前后阴痛

痔　疮

【概述】 痔，一般称为“痔疮”，是直肠末端黏膜下和肛管皮下的静脉丛发生扩大、曲张所形成的较软静脉团。临床常以肛管与直肠连接处的齿线把痔疮分为内痔、外痔和混合痔三种类型。临床表现以出血、脱出、肿胀、便秘为主。

1. 内痔　内痔好发于肛门截石位时钟面的 3、7、11 点处。肛镜检查可见齿线上的黏膜下有紫色曲张的静脉和突起的软核。临床表现为大便时出血，或伴有肿物脱出肛门。

2. 外痔　结缔组织外痔一般不疼痛，不出血，仅自觉肛门部有异物感，常因粪便或分泌物的刺激而产生肛门痛痒或皮肤湿疹。检查可见肛门皮肤肿胀突起，底宽尖长，色褐质软。

血栓性外痔起病急骤，初生自觉有异物感，继之发生剧烈疼痛，触之较硬，疼痛难忍。检查时在肛门处可发现在皮肤表面上隆起一黯紫色圆形硬结节，与周围皮肤分界明显。

静脉曲张性外痔在肛缘可见有圆形或椭圆形隆起，表面呈青紫色而光滑，便后、久蹲时可见曲张的静脉团，并有肛门坠胀或异物感，不能立即消散。

多因结缔组织外痔和静脉曲张性外痔或肛裂感染所致，肛门红肿热痛，皮肤瘙痒。检查可见局部充血水肿，有光滑稍透明的圆形或长圆形水肿块，质软触痛。

3. 混合痔　多发于肛门截石位 3、7、11 点处，以 11 点处更为多见。具有内痔、外痔两种症状。

【治疗】

1. 体针疗法

（1）方法一

取穴：二白穴（位于间使与郄门穴之间，一在两筋内，一在筋外桡侧）。

操作：患者取坐位或仰卧位，手心向上，穴区常规消毒，用 30 号 1.5 寸毫针，以三退一进的针法进针 1 寸深，留针 20 分钟，每 5 分钟捻针 1 次，每日 1 次，2 周为 1 疗程。

（2）方法二

取穴：承山穴。

操作：患者取俯卧位，皮肤常规消毒，用 28、30 号 2 寸毫针，针尖向上与皮肤呈 60°角进针 1.5 寸，以每分钟捻转 350 次的强刺激手法持续捻针，使针感向上方传导，然后留针 30 分钟，每 5 分钟捻针 1 次。

（3）方法三

取穴：关元、脾俞、长强、承山。

操作：患者取侧卧位，穴区局部皮肤用 75％酒精棉球常规消毒，选用 28 号 1.5～2 寸不锈钢毫针，快速进针，直刺或斜刺，行捻转法得气，留针 30 分钟，中间行针 2 次，每次行针时间 3～5 分钟，每天治疗 1 次，10 次为 1 疗程，疗程间休息 2～3 天，再针刺第 2 疗程，治疗 2 个疗程后统计疗效。

2. 火针疗法　火针点刺，将烧红之火针，快速在痔核上每隔 0.3～0.5cm 刺 1 针（痔核大者可多刺 1～2 排），深度达痔核基底部。毫针每日治疗 1 次，火针 3 日治疗 1 次，3 日为 1 疗程。

3. 皮肤针加拔罐

取穴：第 2 腰椎至第 2 骶椎之间的华佗夹脊穴。

操作：让患者俯卧于床上，在脊柱正中旁开 0.5～1.5 寸的区域内，选取第 2 腰椎至第 2 骶椎的华佗夹脊穴，碘酒、酒精常规消毒，用梅花针从下向上均匀叩刺脊柱两侧的夹脊穴，以局部充血潮红和轻度出血为度，然后用消毒棉球擦去血迹，再取中号玻璃火罐 4 只，分别在两侧叩刺部位上拔罐 5～10 分钟，以使拔罐部位充血发紫并拔出少许血液，起罐后用消毒棉球拭净血液，外涂抗生素软膏以防止感染。叩刺和拔罐总出血量控制在 5～10ml 以内，隔日治疗 1 次。

4. 挑治疗法

（1）方法一

取穴：背腰部三角区。

操作：在自然光线下，患者取坐位，在背部靠腰三角区，尽量靠近督脉与带脉之间，找 1～2 点如针帽之大小、略高于皮肤表面的刺激点，刺激点呈淡黄色或浅褐色，当合并感染时可呈红色或淡红色。用 75％酒精消毒后，用特制的尖锐粗圆针挑治 4～5 下，直挑至真皮层下，可带出少量棉花丝样纤维物质，一般不出血或有少量出血，挑治后即用消毒纱布外敷。为提高准确率，可同时挑两点，挑治后嘱患者坚持做提肛和腹式深呼吸动作，早中晚各 30 次。

（2）方法二

取穴：龈交和大肠俞处的阳性反应点。

操作：令患者坐在靠背椅上，头微后仰，嘱其用两手拇食指，捏住自己的上唇，向后上方提起，暴露出唇系带上的龈交穴，在该穴上用碘酒、酒精消毒后，找出阳性反应点（阳性反应点有的好似米粒，有的如草决明，有的白色，有的充血），在阳性反应点上注射 0.5%普鲁卡因，麻醉后，用止血钳夹住阳性反应点，用手术刀迅速切除（切口 0.3cm），随即用消毒棉球压迫止血。再令患者俯卧，取大肠俞或附近压痛点，分别消毒麻醉后，用手术刀割破表皮，再用三棱针挑断具有弹性、坚韧、白色的纤维组织，在挑口处压消毒棉球，用创可贴固定。一般不用药物。

5. 穴位埋线疗法

取穴：主穴：大肠俞、气海俞。

配穴：承山。

操作：在所选用的腧穴上标记，常规碘酒、酒精消毒，再在所选穴位用 1%利多卡因局部麻醉，将置有羊肠线的穿刺针刺入气海俞约 1.5 寸，而后向大肠俞透刺，使局部产生酸、麻、胀感，施以提插行针手法，边行针边让病人做提肛动作 3～5 次，然后边推针芯边退针，将羊肠线埋入穴位内，视病情之轻重可在配穴施以同样手法埋入羊肠线，10 天埋线 1 次。在治疗期间病人忌食辛辣、刺激性食物，保持大便通畅，每日大便后用温盐水坐浴 10～20 分钟，早晚各做提肛动作 20 次。

6. 火针疗法

取穴：痔核中心点。

操作：让患者取膝胸卧位或截石位，或右侧卧位，在肛门镜下充分暴露内痔痔核。用 10%新洁尔灭溶液消毒后，取 7 号注射针头在酒精上烧红，粘取硫黄粉，快速刺入痔核中心点（不可过深），迅速拔出，再外敷方形纱布，胶布固定。

【按语】 痔疮是肛肠疾病中的常见病，发病率随年龄增长而增高，由于痔疮术后疼痛比较剧烈，且给患者带来诸多不便，所以使用针灸进行保守治疗是一种可取的有效疗法，其特点是以挑治、割治所占比重较大。要点是选准经验效穴和阳性反应点，如二白穴、长强穴、承山穴、龈交穴和大肠俞周围等，术中注意消毒。若使用火针则需直刺达痔核基底部，但不可过深。

治疗期间，应嘱患者忌食刺激性食物，多饮水，保持大便通畅，避潮湿，加强肛门周围肌肉的锻炼，以提高和巩固疗效。疑难之点是痔疮的复发率较高，目前这方面的报道尚不多，对于针灸治疗本病的机制也需进一步研究。

急性睾丸炎及附睾炎

【概述】 急性睾丸炎及附睾炎是泌尿生殖系统急症之一，可因周围器官细菌的逆行感染，亦常并发于菌血症或流行性腮腺炎。临床表现为起病急骤，患侧睾丸及附睾肿大坠痛，输精管、精索增粗，阴囊红肿，伴发热、食欲不振等。

现代针灸治疗本病的临床资料，从20世纪50年代起，陆续见诸医学刊物。虽然，报道的病例尚不够多，穴位刺激之法也较单一，以体针为主，但从各地文章看，针灸的疗效尚属满意，不仅能迅速止痛，而且对消除肿胀也有一定效果。

【治疗】

1. 体针疗法

取穴：常用穴：关元、三阴交。

备用穴：大敦、行间、中极、归来、太冲。

操作：常用穴必取，酌配备用穴1～2个。腹部穴位进针后，令病人做深呼吸，趁吸气时将针送至深处，反复提插探寻，使针感放散至龟头及会阴部；下肢穴位施泻法强刺激。均留针20分钟，每5～10分钟行针1次。每日1～2次。

2. 耳针疗法

取穴：常用穴：外生殖器区、睾丸点。

备用穴：神门。

操作：先在常用穴区仔细探得敏感点，毫针刺入以捻转法行强刺激，至耳廓潮红发热；如疼痛未减，可加神门。均留针30分钟，每5～10分钟捻转1次。每日针1～2次。

【按语】

1. 卧床休息，抬高阴囊，并予热敷。

2. 积极治疗原发病。如针灸疗效不佳，宜改用药物；伴有脓肿形成，则应切开引流。

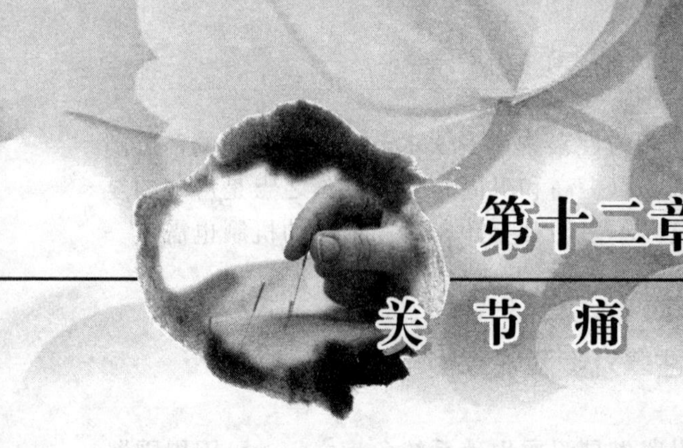

第十二章 关节痛

肩关节周围炎

【概述】 肩关节周围炎简称肩周炎，又称肩凝症（冻结肩），因多发生于五十岁左右的中年人，又有“五十肩”之称。肩周炎主要是指发生在盂肱关节周围组织的病变，包括关节囊、滑液囊、韧带以及肩部内外两层肌肉。由于这些组织的病变，而引起肩关节周围疼痛、肩关节活动受限等多种临床症状。其致病机制较复杂，大致可因肩关节周围结缔组织、肌筋膜的退行性病变或肩关节周围的肌肉长期、持续地紧张，使局部处于充血状态。颈椎间盘的变性或交感神经过度紧张者也可以导致本病发生。过劳、寒冷、疲劳、精神刺激和外伤等都是致病的诱因。

肩周炎发病缓慢，以逐渐出现肩关节疼痛与关节的活动限制为特征。疼痛表现为钝痛、酸痛，部位深邃，有时按压时反而减轻，夜间疼痛加重，常因此影响睡眠或从梦中痛醒。平时患者多呈自卫姿态以保护患肢，偶尔过度活动可引起剧烈的锐痛。患者常因肩关节活动受限而限制上肢外展、上举和外旋。严重者不能完成梳头，穿、脱衣，系腰带等动作，以致影响日常生活和劳动。病程长者，可出现冈上肌、冈下肌和三角肌等肌肉明显萎缩。病程需数月甚至数年之久。根据临床症状的变化，该症可分为冻结开始期、冻结期和解冻期。大部分肩周炎患者预后良好。X线检查多无明显阳性所见。

【治疗】

1. 体针疗法

取穴：局部：阿是穴、肩髎、肩髃、肩内陵、肩前部。远端取穴：条口透承山；肩外部痛，阳陵泉透阴陵泉；肩侧部痛，养老或中渚；颈痛加天柱或天窗；上臂痛加曲池；举臂困难加巨骨。

操作：每次选 7～8 穴，局部阿是穴或相应穴位多采用直刺，在疼痛急性期宜浅刺，手法轻柔，不必强刺激；疼痛不甚、功能障碍明显者可深刺，较强刺激。也可在同一部位数针同刺，以加强刺激。血虚寒凝者可加用温针灸。远端取穴时可采取卧位，患侧尽量靠床边，便于患肢运动。可采取提插或捻转诱发经气感传，同时令患者活动肩部。一般每日或隔日治疗 1 次，7～10 次为 1 疗程。

2. 艾灸疗法

取穴：选穴同上。

操作：局部选 3～5 穴，用艾条作温和灸，每穴 5～7 分钟；亦可用大艾炷施无瘢痕灸，每穴 3～5 壮。每日或隔 1～2 日 1 次，10 次为 1 疗程。适用于寒证、虚寒证。

3. 针刀疗法　在肩部痛点明显处，通常为喙突处、肩峰下、冈上肌、大小圆肌抵止端和结节间沟处，用龙胆紫或毫针针刺做好标记。常规消毒皮肤，铺无菌洞巾，戴无菌手套，针刀在该处做切开剥离或纵行疏通剥离法，每次做 2～3 个痛点。术后伤口用创可贴包扎，48 小时后去除。1 周后未愈者，可再作 1 次。对松解粘连，缓解痉挛、僵硬，可收到立竿见影的效果，但只限于病处局限之病例。

4. 电针疗法

取穴：参照毫针刺法。

操作：每次选用 4～6 个穴位，交替取穴，以肩部为主穴。根据病痛扩散部位，循经选取远部穴位为配穴。以负极接主穴，正极接配穴，选疏密波，电流频率为每分钟 200～300 次，强度以病人能忍受为度。每次治疗 10～15 分钟。隔日 1 次，10 次为 1 疗程。

5. 耳针疗法

取穴：肩、锁骨、神门、皮质下、肾。

操作：患侧所选耳穴上严格消毒后，在敏感点以 30 号 1 寸毫针刺入 0.2～0.3 寸，每穴得气后留针 10～15 分钟，留针过程中间歇行针 2～3 次，适当配合肩部活动。每周 2～3 次，10 次为 1 疗程。或以揿针型皮内针或王不留行籽贴压耳穴，每穴按压 3～5 次。

6. 穴位注射疗法

取穴：可参照针刺处方。

操作：在穴点注射 10%葡萄糖注射液或维生素 B_1 或当归注射液 0.5ml，隔日注射 1 次，10 次为 1 疗程。如压痛点广泛，可选 2～3 处压痛点最明显处注射，每周治疗 2 次，4 次为 1 疗程。

7. 刺络拔罐疗法

取穴：参照灸法。

操作：如肩部瘀肿疼痛明显且部位较为表浅者，可选准痛点用一次性采血针点刺 1～2 点后，再拔火罐 5 分钟左右，使局部出血，瘀去络通，症状改善更为明显。每周 1 次，3 次为 1 疗程。

【按语】 针灸治疗肩关节周围炎效果良好，一般病程越短疗效越为明显。对初、中期患者以毫针、温针、耳针与电针效果为好；中、后期患者，病程较长，功能障碍明显者，针刀疗效较为明显，也可采用刺络拔罐与艾条灸。根据情况可采用 1～2 种疗法或几种方法同时运用。肩周炎后期病变组织产生粘连而致功能障碍，故止痛的同时应加强运动锻炼，避免后遗症的发生。本病诊断较为容易，但需排除肩关节结核、肿瘤、骨折、脱臼等肩部疾病及与颈椎病、内脏病等引起的关联痛相区别。

本病是肩关节周围软组织的退行性、炎症性病变，故平时要注意肩部保暖，避免风寒的侵袭，并适当进行肩部活动，预防本病的发生。治疗期间注意保暖，应坚持肩关节功能锻炼。保持心情愉快，注意劳逸结合。

膝关节骨性关节炎

【概述】 膝关节骨性关节炎，又称为增生性膝关节炎、退行性膝关节炎，是指膝关节的局部损伤、炎症或慢性劳损，引起关节软骨面退行性病变、断裂甚至脱落，软骨下骨质增生、骨刺形成。临床以膝关节疼痛及功能障碍为主要表现。多见于中老年人，女性多见。本病属中医学“痹证”、“骨痹”范畴。

膝关节是人体关节中负重多、运动量大的关节，也是人体最完善、最复杂的关节，是人体的活动中枢，由股骨下端弧形的关节面与胫骨内、外髁关节面以及股骨髌面和髌股关节面在一宽大关节囊中构成。髌骨在股四头肌腱中，无骨膜，但关节软骨较厚。股骨髌面为滑车关节面，髌骨关节面中部稍隆凸，两者相吻合构成髌股关节。髌骨下方有髌下囊、脂肪垫及滑膜皱襞。膝关节外有膝内侧、外侧副韧带。膝关节囊内有内、外侧半月板覆盖于胫骨内、外髁关节面的边缘部。关节囊内还有前、后交叉韧带。

膝关节骨性关节炎发生的最主要原因是慢性积累性损伤。长期姿势不良、负重用力、重度肥胖，导致膝关节周围软组织损伤。关节微小的移位，加速关节软骨变性、摩擦与破坏。人进入老年期，体内性激素分泌减少，垂体前叶分泌大量激素，如促甲状腺激素、促生长激素等，因而引起内分泌功能失调；尤其是老龄妇女绝经后，内分泌紊乱，会影响钙的吸收、代谢，致使骨量减少或增生、骨质疏松而导致本病的发生。

本病进展缓慢。主要临床表现为膝关节疼痛，行走不便，屈伸不利，下蹲困难；或因突然活动刺痛，并常伴有腿软的现象。突出的特征是上、下台阶困难，而且疼痛加剧。在膝关节的伸屈过程中，往往发出捻发响声。疼痛因重度劳动、激烈的体育活动、气候变化等因素而加重。休息后有关节迟滞感，僵硬不利，有时有滑脱感。严重者可呈跛行。检查可见膝关节周围有压痛，关节活动功能有轻度或中度限制，可触及关节摩擦声。急性期膝关节可有肿胀，有时可有关节积液。后期可有股四头肌萎缩，关节畸形如膝内、外翻，关节骨缘增大，严重者不能完全伸直膝关节，呈屈曲挛缩状态。X线片示：关节间隙变窄硬化。关节边缘增厚，或有骨刺生成。病变初期可无明显X线改变。

【治疗】

1. 体针疗法

取穴：阿是穴、内膝眼、外膝眼、膝阳关、足三里。

操作：可参考X线选择针刺部位，另配选2～4穴。针刺中等刺激，以病人能耐受为度，留针20～30分钟。每日1次，7～10次为1疗程。

2. 温针疗法　局部针刺后，在针柄上加用艾段做温针灸，灸至局部皮肤潮红为度。每日1次或隔日1次，7～10次为1疗程。

3. 耳针疗法

取穴：膝、膝关节、神门。

操作：用毫针刺以轻或中等刺激，可间歇行针，留针30分钟。留针同时活动膝关节。还可在针后用王不留行药籽贴压，1日数次按压耳穴。两耳交替，每日或隔日1次。10次为一疗程。

4. 灸法

取穴：阿是穴、膝眼、血海、膝阳关等。

操作：将点燃的艾条反复在膝部温和熏灸，每日或隔日1次。

【按语】　本病临床治疗尚无特效疗法，疗效难以巩固，是较难治疗的慢性关节痛症。药物（镇痛药、钙剂等）、关节腔内（外）阻滞、适量运动体疗（水平位或少负重体育锻炼）及适当休息等综合疗法可缩短疗程、提高疗效。但多数病例只能达到缓解症状、减轻痛苦、恢复部分关节功能，远期随访发现部分病例常因寒冷、气候变化、外伤、劳累而症状再现。宜多食含钙量丰富的绿色蔬菜、豆制品和牛奶以及虾类、扇贝等海产品以预防妇女停经前、后骨组织的丧失。

日常多参加体育锻炼，适当运动有助于钙代谢和吸收。骨关节病发生后急性期应适当休息、制动，特别是避免负重。慢性疼痛应进行适量的（轻负重）关节运动，如坐、卧位伸展、屈曲运动及水平运动。肥胖者应设法减肥，以减轻对膝关节的负荷。

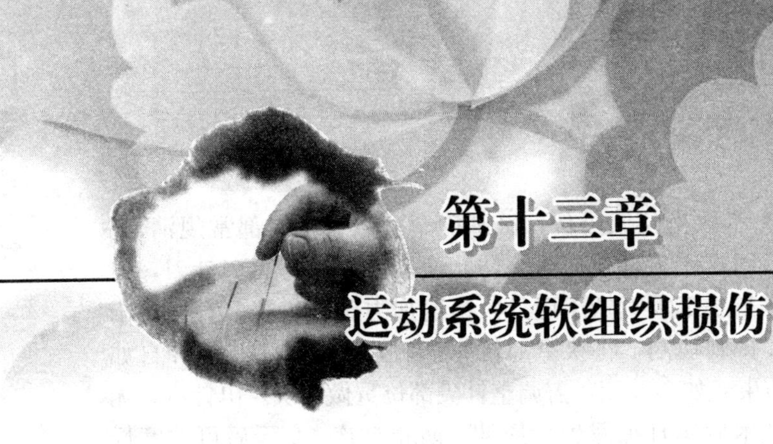

第十三章 运动系统软组织损伤

屈指肌腱狭窄性腱鞘炎

【概述】 屈指肌腱狭窄性腱鞘炎，又称“扳机指”、“弹响指”，是以手掌掌指关节部局限性酸痛，手指屈伸不利或有弹响，甚至出现绞锁现象为临床特征的指关节疾病。多见于手指运动频繁者，如家庭妇女、打字员等。能发生在任何手指，以拇指、食指和中指受累较多，拇指最多见，若在拇指称拇长屈肌腱鞘炎，亦称弹响拇。其他手指为指屈肌腱腱鞘炎，称弹响指或扳机指。本病是常见的手部慢性软组织损伤。发病女性多于男性，中老年较多。

成人屈指肌腱狭窄性腱鞘炎确切病因尚不清楚，一般认为是在体质因素及局部退行性变的基础上，手指的过度屈伸活动造成反复的机械刺激所致。病变位于掌骨头水平屈指肌腱纤维鞘管的起始部，拇指则发生于掌指关节籽骨与韧带所形成的环状鞘管处。屈指肌腱通过骨纤维通道时，受到机械性刺激，摩擦力加大，使得肌腱与鞘管结构发生炎性变化，产生狭窄性腱鞘炎。屈指肌腱可呈梭形膨大，发病早期，膨大的肌腱可以勉强通过骨纤维通道，出现扳机样动作或弹响，严重时，肌腱出现嵌顿，导致手指不能屈曲或绞锁于屈曲位而不能伸直。

本病临床表现为患指不能自由屈伸，并伴有疼痛，勉强伸指时手指出现弹跳动作，单发一指多见，亦有多指发病。患手热水洗后症状减轻。晨起症状加重，稍微活动反觉舒适而痛轻。起病缓慢，有长期从事手工操作或手持硬物工具的工作史。早期晨起手指活动不适，活动后消失。手指频繁活动后掌指关节掌侧疼痛。局部热敷后症状缓解。中期掌骨头掌侧疼痛，有压痛，皮下结节，手指伸屈活动时结节随着活动。手指伸屈活动到一定角度时有阻力，不能伸或屈，用力伸或屈，或者帮助手指活动时有弹响。晚期手指伸屈活动受限，手指在伸直位不能屈曲，或在屈曲位不能伸直称闭锁，皮下结节增大有压痛。

【治疗】

1. 针刀疗法　患者取坐位或卧位，医师确定病位后，局部常规消毒。医者左手拇指消毒后固定手术部位肌腱，防止滑动。右手持无菌针刀，刀刃与肌腱平行，针体与肌腱垂直抵于患处，迅速加力刺破皮肤，直达狭窄腱鞘。然后纵向连续排刺切割，将狭窄部位完全切开。检查手指屈伸自如无绞锁，治疗即告结束。如有绞锁，需调整针尖部位重做1次。出针后，无菌敷料包扎。嘱患者术后每日练习患指屈伸，防止粘连。2天后可按摩局部、促进肿胀消退。

2. 锋钩针疗法

部位：患者在极度伸屈患指时，在患指指关节处的掌面有一压痛明显的硬结或条索状物随之滑动，滑动处为针刺钩割的部位。

操作：伸直患指，局部常规消毒。医者左手食中指固定施术部位肌腱，右手持针使针柄与皮肤呈75°角迅速刺入狭窄部位，将针柄扭正与皮肤垂直，上下提动针柄（用力均匀）可听到割断皮下纤维的吱吱声，一般提动针柄钩割14次左右至听不到吱吱声，出针时针柄恢复到进针的角度，出针后再将患指向近端背屈、牵拉，促使瘀血排出，用酒精棉球按压针孔。1周后可行第2次治疗。

3. 火针疗法

部位：在手指掌指关节掌侧，局部可触及压痛的皮下硬结节。

操作：用镝针在压痛点处压痕迹，常规消毒。拿细火针在痛点点刺4～6针，再将患指向远端背屈、牵拉，促使硬结内液体排出，然后用消毒纱布包扎。嘱患者每日再牵拉10次，每次10遍。隔3日火针治疗1次，3次为1疗程，最多治疗3疗程。注意：用火针治疗，烧至白亮，用速刺法。术后4日内注意保护针孔，以防感染。

4. 艾灸疗法

部位：患指压痛点最明显处。

操作：先用酒精棉球消毒患者压痛点最明显处皮肤，涂以蒜汁，然后把直径约0.2cm、长约1cm无烟艾炷直立在涂蒜汁的皮肤上点燃，直至燃尽自熄。清除烟灰，再用酒精棉球轻擦患处。嘱患者治疗后当局部起疱时，可擦涂紫药水，切勿碰破和着水，以免感染，1周内不要过度用力、受凉。

【按语】　屈指肌腱狭窄性腱鞘炎，以起病较缓慢，仅于掌侧发病，可触及硬结和明显性压痛，关节活动障碍为特征。治疗要点是找准患病关节的压痛性硬结，有针对性地进行松解性治疗。西医常应用局部封闭疗法，但一般需连续一至数周的治疗，不如针刀、锋钩针代替手术直接切开增厚的腱鞘，对本病具有的独特疗效，尤其是病程较长、局部腱鞘显著增厚者，但割治时必须注意不能与肌腱呈横向操作。如能早期发现，推拿及中草药外洗因痛苦损伤小，仍不失为首选疗法。难点在于本病多由劳损而发，治疗后，如不改善原有的手指用力习惯，仍不能避免复发。本病应着重于预防为主，改善可能造成本病的工作生活状况或勤用热水洗手，争取早期发现。

桡骨茎突狭窄性腱鞘炎

【概述】 桡骨茎突狭窄性腱鞘炎又称拇长展肌、拇短伸肌狭窄性腱鞘炎。其临床表现主要为桡骨茎突部隆起、疼痛，腕和拇指活动时疼痛加重，局部压痛。本病多见于中年以上，女多于男，好发于家庭妇女和手工操作者，哺乳期及更年期妇女更易患本病。

反复外展拇指的同时尺偏腕关节是造成此疾病的病因。外展拇长肌腱及伸拇短肌腱出鞘管后，呈折角分别止于第一掌骨基底及拇指近节指骨基底，腕关节尺偏、伸直时，此折角明显增大，增加了肌腱与鞘管之间的摩擦，长期反复的慢性刺激，导致鞘管水肿狭窄，诱发炎症，早期腱鞘充血、水肿、渗出等无菌性炎症病变。日久，腱鞘逐渐增厚，纤维化，使管腔狭窄，肌腱与腱鞘之间粘连，引起局部肿胀，拇指及腕部活动时引起局部疼痛及活动受限。

本症多发于中老年，与职业有关，女性较多。起病缓慢，多有拇指及腕部劳损史，也有因用力过度突发产生。患者腕部桡侧疼痛，桡骨茎突部略肿胀，拇指及腕部活动时加重，休息后减轻。拇指及腕部经常频繁活动，使疼痛加重，变成持续性疼痛。桡骨茎突部有明显压痛，局部有硬结，活动时有摩擦音。患手运动受到不同程度的限制，如拇指内收、外展活动受限。

【治疗】

1. 封闭疗法　掌心向下，在拇短伸肌和拇长展肌腱鞘的内侧，紧贴于桡骨茎突部窄而浅的骨性腱沟处，按压有异感，此处为穿刺点，垂直进针达骨质后再稍退针注入药液（由2%利多卡因1.5ml及泼尼松龙混悬液1ml)。每次注药2.5ml，每周注药1次，每疗程3次。

2. 针刀治疗　坐位，前臂中立位握拳放在治疗桌上，腕上垫1个脉枕。在桡骨茎突部最明显压痛点为进针点，常规消毒，刀口线和桡动脉平行刺入，刺穿腱膜直达骨面，先纵行疏拨，然后将刀身倾斜，将肌腱从骨面上剥离铲起。出针，无菌纱布压迫止血。

【按语】 本病为职业性劳损性疾病。针灸有较好疗效。毫针刺可在局部找到痛点数针同刺或一针多方向透刺，并加用电针或艾灸，通常止痛效果明显。急性期穴位注射疗效快捷，但慢性期功能障碍明显者，针刀效果确切，其他治疗疗效欠佳者首选。针刀操作关键是要准确进入腱鞘内，松开粘连组织，并及时被动活动。

本病起因为慢性损伤，故平时要注意避免过劳。一旦发病，尽可能早期治疗。

腕管综合征

【概述】 腕管综合征又称正中神经挤压症、腕管狭窄性腱鞘炎，是神经卡压综合征中最常见的一种，也称为指端感觉异常。是由于腕管内容积减少或压力增高，使正中神经在管内受压，以桡侧 3～4 个手指麻木、疼痛，夜间或清晨较明显，疼痛有时放射到肘；有时拇指外展、对掌无力，动作不灵活为主要表现而形成的综合征。

长期的手腕部活动过度或超负荷的活动致局部造成慢性劳损性滑膜炎是发生本病最常见、最主要的原因。也可见于绝经期后的老年女性，少数见于妊娠期。由于内分泌的改变，使腕管内的原有慢性损伤性肌腱炎、滑膜炎更增厚，引起腕管内容物增大，致使正中神经受压而发生本病。

本病发病年龄跨度大，但好发于 40～60 岁。初期以手指麻木刺痛为主，患者睡眠中常可因麻木刺痛而惊醒，但挥动患手后症状即可解除。麻木期症状主要在食指，其次是中指、拇指和环指，小指不被累及。少数患者的手指有时可出现烧灼痛。后期患者出现大鱼际肌（展拇短肌、拇对掌肌）萎缩、麻痹及肌力减弱，或拇指、食指、中指及环指的桡侧一半的感觉消失，拇指手掌的一侧不能与掌面垂直。肌萎缩一般在 4 个月后逐步出现，其程度与病程长短有密切关系。

【治疗】

1. 体针疗法

常用穴：主穴为大陵、内关、合谷、劳宫，配穴为八邪、鱼际、曲泽。

操作：针刺用泻法，强刺激捻转，针后用艾条温和灸大陵、合谷穴，可起温经散寒，补益气血的作用。留针 15～30 分钟，每日或隔日 1 次。

2. 耳针疗法

取穴：肘、腕、指、神门、皮质下、肾上腺，均取患侧。

操作：每次取 3～4 个穴，进针后快速捻转约 1 分钟，留针 20 分钟。留针期间可捻针 2～3 次。每日或隔日一次。

3. 电针疗法

取穴：大陵、内关、合谷、八邪。

操作：针刺得气后，接通电针仪，以断续脉冲波刺激，每次 20～30 分钟，每日 1 次，10 次为一疗程。

4. 皮肤针疗法　患侧前臂常规消毒后，用皮肤针从曲泽至手指叩击正中神经分布区域，叩击手法宜重，以局部微出血为度，然后揩去血珠。每日 1 次。

5. 穴位注射疗法

取穴：内关、大陵、八邪。

药物：加兰他敏、维生素 B_1 注射液。

操作：内关、大陵每穴注药 1ml，八邪每穴注药 0.5ml，每 3 日一次。

【按语】 本病针灸治疗效果良好，但需注意刺激量宜适当，避免损伤正中神经。

肱骨外上髁炎

【概述】 肱骨外上髁炎又称网球肘，是由伸肌总腱劳损、撕裂，瘢痕形成而致的慢性炎症。多见于网球、高尔夫球运动员、小提琴手和瓦木工人等。

本病病程较长，且常反复发作。疼痛源于肘部后外侧，当旋后肌运动时，如用力握物、拧物动作，疼痛则加剧。严重时疼痛可向前臂放散或涉及肩、臂部。患者握力下降。检查时，于肱骨外上髁处或肱桡关节处可触及明显压痛点。X 线检查多数病例无异常所见。

本病中医辨证多为气血阻滞，经络受损。舌苔、脉象多无特殊征象。

【治疗】

1. 体针疗法

取穴：局部阿是穴、肘髎、曲池、手三里。前臂痛加曲池、合谷；肩痛加肩髎、肩髃。

操作：每次选 3～4 穴，局部阿是穴或相应穴位多采用直刺，在疼痛急性期宜浅刺，手法轻柔，不必强刺激；疼痛不甚、功能障碍明显者可深刺，较强刺激。也可在同一部位数针同刺，以加强刺激。可加用温针灸。一般每日或隔日治疗 1 次，7～10 次为 1 疗程。

2. 针刀疗法　在肱骨外上髁旁找准压痛点，用龙胆紫做好标记，常规消毒皮肤，铺无菌洞巾，戴无菌手套，与伸腕肌平行刺入。首先纵行剥开骨突周围软组织粘连，再疏通伸腕肌、伸指总肌、旋后肌腱。术后伤口用创可贴包扎，48 小时后去除。一般 1 次即可治愈。

3. 电针疗法

取穴：参照毫针刺法。

操作：每次选用 3～4 个穴位，交替取穴，以肘部压痛点附近为主穴。根据病痛扩散部位，循经选取远部穴位为配穴。以负极接主穴，正极接配穴，选疏密波，电流频率为每分钟 200～300 次，强度以病人能忍受为度。每次治疗10～15 分钟。隔日 1 次，10 次为 1 疗程。

4. 穴位注射疗法

取穴：可参照针刺处方。

操作：在穴点注射当归注射液 1～2ml 或维生素 B_1 和维生素 B_{12} 各 1 支混合液，隔日注射 1 次，5 次为 1 疗程。

5. 艾灸疗法

取穴：阿是穴、肘髎、曲池、手三里。

操作：局部艾条温和灸，每穴 5 分钟左右，使局部潮红为度。每日 1～2 次，10 次为 1 疗程。亦可隔姜、隔附子饼灸，每穴灸中艾炷 3～5 壮。每日或隔日治疗 1 次，7 次为 1 疗程。

6. 刺络拔罐疗法

取穴：阿是穴。

操作：在肘部选准痛点用一次性采血针点刺 1～2 点后，再用小火罐拔罐 5 分钟左右。每周 1 次，3 次为 1 疗程。

【按语】 针灸治疗肱骨外上髁炎疗效较好，一般 3～5 次即可见效。病程短者，毫针刺、穴位注射、电针疗法或刺络拔罐取效较快，病程较长，局部肌腱或组织发生粘连者，可用针刀治疗。但如疼痛涉及范围较大，针刀 2～3 次仍未见效者，仍以毫针刺配合温针灸或艾条灸缓缓取效为佳。

本病属劳损性疾病，对早期或病程短者，应告知注意休息，乃至夹板制动，以避免患侧腕部用力。局部保暖，避免风寒的侵入。

肱二头肌长头肌腱炎

【概述】 肱二头肌长头腱鞘炎发病缓慢，多为肱二头肌在肩关节活动时，反复在肱骨结节间沟摩擦而引起的退行性改变，腱鞘充血、水肿、粘连、纤维化，腱鞘增厚使腱鞘的滑动功能发生障碍，导致以肱骨结节间沟疼痛、压痛和肩关节活动受限为主要临床表现的炎症性疾病。常迁延难愈。

本病大多数是由于肌腱长期遭受磨损而发生退行性变的结果，但也可因外伤或劳损后急性发病。肱二头肌腱经结节间沟后进入肩关节，沟缘上有横韧带将肌腱限制在沟内。在工作和日常生活中，上臂常位于身体前侧并处于内旋位，使二头肌长头腱挤向结节间沟内侧壁，容易遭受磨损而发生退变。尤其是结节间沟有先天性变异或因肱骨外科颈骨折，使沟底变浅，表面粗糙不平，甚至有骨刺形成者。

本病多见于中年人，是肩痛的常见原因之一。年龄较大者常伴有肩部的其他疾患，如肩周炎、滑囊炎等。多有外伤史或慢性劳损史。主要症状是肩部疼痛及肩关节功能活动受限。其疼痛部位多为肩前肱二头肌长头腱附近，并可向肱二头肌及肘前放射。也可牵涉至上臂前侧，三角肌附着处，夜间痛明显。严重者可有肩关节活动受限。病程较久或合并有肩周炎，可出现肩关节僵硬及肌萎缩。

【治疗】

1. 针刀疗法　患者取仰卧位，选择痛点处进针。常规消毒，铺无菌巾，刀口线方向和肱二头肌纤维走向一致，先纵行剥离，注意勿损伤周围神经和血管，术后包扎伤口1周。

2. 封闭疗法　于肱骨结节间沟肱二头肌肌腱走行处仔细触摸，一般多能触到滚动肿胀的腱鞘，按压时会有明显的压痛，此为封闭点。常规局部消毒，2%利多卡因3ml＋地塞米松5mg混合均匀，对准压痛点或肿胀的腱鞘垂直进针，直刺至结节间沟的骨质。退出少许，回吸无血后，固定好针头，开始注药。此时患者往往感觉有药液向上臂流动，证明注入腱鞘内。若遇狭窄较重时，开始注药有阻力，用力注入时，一旦注入患者能立即主诉有药液流向上臂的感觉。凡有以上的注入感觉，治疗效果较佳。如无上述药液流动的感觉，除非患者感觉不敏感，否则均为未真正将药液注入鞘管内。此时药液多注入鞘管的周围，虽也能缓解部分疼痛，但治疗效果欠佳。每周治疗1～2次，一般2～3次。

3. 毫针刺法　以结节间沟压痛点为主穴，根据痛点范围分别采用齐刺或丛刺法，用1.5寸毫针，针刺过皮后，深刺至骨面，行滞针法，得气后接电针仪，用连续波，电流强度以患者能耐受为度，针后加拔火罐。配穴针刺得气即可。每天1次。

4. 火针疗法　取穴同上，穴位常规消毒后，医者一手持燃烧的酒精灯，一手用细火针，在酒精灯上烧灼，待针烧针体通红时，持针的手迅速在上述穴位上点刺，每穴点3～5下，加拔火罐，留罐10分钟左右，隔日或3日1次。

5. 刺络拔罐法　取压痛点。穴位常规消毒后，以七号一次性注射针尖迅速在上述穴位上点刺，每穴点3～5下，加拔火罐，留罐10分钟左右。隔日或3日1次。

【按语】 本病针灸，方法基本同肩周炎。起病急，疼痛、局部肿胀明显者，可以封闭治疗，可迅速抗炎镇痛，也可用刺络拔罐、火针等以减压、止痛；毫针刺法通过多针刺，配合滞针术可以起到较强破坏病灶的作用，而且创伤小，更易为患者接受。针刀则可以较快解除粘连，而且此处痛点局限，取效快捷。浮针效果良好，尤其适用于局部酸痛明显者。

膝关节内侧副韧带损伤

【概述】 膝关节内侧副韧带损伤，多发生在膝关节屈曲 130°～150°时，小腿突然外展外旋；或足及小腿固定，大腿突然内收内旋及膝外翻时。本病多发生于足球、摔跤、跳跃等运动。

本病疼痛可集中在膝关节内侧间隙处、胫侧副韧带的胫骨或胫骨附着点处。随损伤轻重不同，疼痛程度有别。损伤轻者，内侧副韧带仅有部分断裂时，疼痛较轻走路时加重，尚能完成日常活动。损伤重者，内侧副韧带完全断裂时，则疼痛剧烈，患肢不能负重而丧失功能。

肿胀以膝关节内侧为明显，随损伤程度增加而加强。Ⅰ、Ⅱ度损伤的肿胀，主要在关节外；Ⅲ度损伤和伴有半月板、前交叉韧带损伤时，可出现关节腔内积血，膝眼和髌上囊饱满，可出现皮下淤血，并主要集中在损伤部位。

急性期可因疼痛、肿胀、关节积血等影响膝关节运动；陈旧性可因关节不稳，韧带松弛，或合并交叉韧带、半月板损伤出现关节绞锁，失稳，股四头肌萎缩等。内侧副韧带断裂后，膝关节周围肌群可出现反射性肌痉挛及局部疼痛，膝关节主要表现为伸屈活动障碍。

【治疗】

1. 毫针刺法

主穴：阿是穴、血海、阴陵泉。

操作：根据膝内侧副韧带起止点的压痛反应，分别采用齐刺或丛刺法，用 1.5 寸毫针，针刺过皮后，深刺至骨面，行滞针法，得气后接电针仪，用连续波，电流强度以患者能耐受为度，针后加拔火罐。配穴针刺得气即可。每天 1 次。

2. 火针疗法

主穴：阿是穴、血海、阴陵泉。

操作：以手指掐印标记，穴位处常规消毒，一手执针，一手持酒精灯。在火焰外焰部，烧针令针尖及前部针身呈白亮时迅速垂直点刺所选穴位。可在一个穴位点刺 2～3 针。点刺完毕后再以闪火法拔罐，留罐 8～10 分钟。

每周治疗 1 次，连续治疗 3 周。

3. 刺络拔罐疗法

取穴：痛点或血海、委中。

操作：穴位常规消毒后，以七号一次性注射针尖迅速在上述穴位上点刺，每穴点 3～5 下，加拔火罐，留罐 10 分钟左右。隔日 1 次。

4. 穴位封闭治疗　泼尼松龙混悬液 1ml，2%利多卡因 2～3ml，维生素 B_{12} 0.5mg 混合。膝关节屈曲 90°，于疼痛最明显处，常规皮肤消毒。注入药液，每点 2～3ml。7 天注射 1 次，一般注射不超过 3 次。

5. 针刀疗法　在膝内侧韧带起止处寻找压痛点，准确定位，先注射混合液 2～3ml（泼尼松龙液 1ml，利多卡因 2～3ml，注射用水 3ml 混合而成），然后刀刃平行于内侧副韧带刺入，达股骨或胫骨内侧髁，上下、左右分离韧带下滑囊 2 下出针。注意不可伤隐静脉。

踝关节扭伤

【概述】 踝关节扭伤是指踝关节因闪挫而致关节周围的筋膜、肌肉、韧带和关节囊的损伤，又称踝关节扭挫伤、踝关节韧带损伤、踝关节软组织损伤。其临床主要表现为踝关节周围受损，局部肿胀、疼痛及关节活动障碍等。本病好发于青壮年，多见于运动员、体力劳动者。

本病多由间接暴力和直接暴力而致。常见于行走或跑步过程中踏在高低不平的地面上；或上下楼梯时踩空失脚跌倒；跳跃、上下高坡不慎失足；或穿高跟鞋行走不稳；以及体育训练之前准备工作不充分、动作不协调等使得关节周围的软组织如肌肉、肌腱、韧带、筋膜、血管等过度牵拉或扭曲，引起皮下出血、浆液渗出、损伤或撕裂。受伤后踝部立即出现局部肿胀疼痛，不能走路，或勉强走路，伤后 2～3 日局部出现皮下瘀血斑。如外翻扭伤时，在内踝前下方肿胀，压痛明显。若将患部做外翻动作时，则内踝前下方剧痛。如内翻扭伤时，在外踝前下方肿胀，压痛明显，若将足部做内翻动作时，则外踝前下方剧痛。受伤 3～4 日后，瘀血逐渐吸收，肿胀开始消退，瘀斑转为青紫色，疼痛渐减。一般伤后 10～14 日可痊愈。扭伤重者，2 周后肿胀逐渐消退，瘀斑转为黄褐色，疼痛减轻，功能轻度障碍，3～5 周后，症状全部消失，功能恢复。少数患者血肿未能全部消退，局部硬结微痛，走路稍有不慎即扭伤，病程迁延日久而转成慢性。严重损伤者，可引起韧带的撕裂伤。伴有踝关节半脱位时，在极度内翻位时，可在外踝下摸到空隙；若伴有骨折，可见局部畸形，严重者可摸到骨折线及小的撕脱骨片。所以在扭伤严重时，需拍摄踝关节正侧位 X 线片，以排除内外踝的撕脱性骨折和关节移位。

【治疗】

急性期

1. 穴位注射疗法

取穴：阿是穴。

操作：损伤急性期。用地塞米松5mg，加2%利多卡因2ml，维生素B_{12} 500μg混合注入于阿是穴，5日注射1次，2～3次为1疗程。

2. 刺络拔罐法

取穴：阿是穴。

操作：在局部血肿处，用一针多向透刺或多针透刺，或用三棱针、一次性采血针、注射针尖作豹纹刺，再加拔火罐。可每日1～2次，直至痊愈。

慢性期

1. 毫针刺法

取穴：丘墟、商丘、解溪、阿是穴。

操作：外翻扭伤者取解溪、商丘、患侧阿是穴；如内翻扭伤者取丘墟、患侧阿是穴。以1～1.5寸毫针，针刺得气后行滞针法，得气后接电针仪，用连续波，电流强度以患者能耐受为度，针后加拔火罐。配穴针刺得气即可。每天1次。

2. 刺络拔罐疗法

取穴：阿是穴。

操作：在局部痛点处，以一次性采血针或注射针尖做豹纹刺，再加拔火罐。可2～3日1次。

3. 火针疗法　取痛点。穴位常规消毒后，医者一手持燃烧的酒精灯，一手用细火针，在酒精灯上烧热，待针烧针体通红时，持针的手迅速在上述穴位上点刺，每穴点3～5下，加拔火罐，留罐10分钟左右，隔日或3日1次。

4. 灸法

取穴：参照毫针刺法。

操作：可在针刺的基础上加温针灸；或用艾条温和灸，每穴灸3～5分钟；或直接在局部作隔姜灸，每次3～5壮。每日或隔日1次，7次为1疗程。

【按语】　针灸可用于踝关节扭伤的各个阶段，且取效快。可根据病程的长短，肿痛的程度，分别选用相应的治疗方法。急性期局部水肿渗透出明显，穴位注射疗法，可抗炎、抗渗出，能较快缓解临床症状；刺络拔罐，则可以针刺、配合拔罐，可起到负压吸出渗透出液，起到减压作用，使

“邪有出路”，而缩短病程，减轻疼痛与缓解功能障碍。慢性期主要通过改善局部供血、松解粘连，促进组织修复。因此，毫针刺、火针均可起到较好的破坏局部病灶目的，刺络拔罐法可改善局部供血，祛瘀生新。灸法则可通过温热作用促进局部血液循环，临床可酌情选用。

跟痛症

【概述】 跟痛症是以足跟区疼痛而命名的疾病，是指跟骨结节周围由慢性劳损引起的以疼痛和行走困难为主的病症，常伴有跟骨结节部骨刺形成。本病多见于40～60岁的中老年及肥胖之人。根据发病部位临床表现而有不同。

1. 跟腱止点滑囊炎　在跟腱附着部肿胀、压痛，走路多时可因鞋的摩擦而产生疼痛。冬天比夏天严重，疼痛与天气变化有关。检查：在跟骨后上方有软骨样隆起，表面皮肤增厚，皮色略红，肿块触之有囊性感及压痛。

2. 跟骨下脂肪垫炎　站立或行走时跟骨下方疼痛，有僵硬肿胀及压痛，但无囊性感。

3. 跟骨骨骺炎　多见于6～14岁的儿童。主诉足跟下面疼痛，走路可出现跛行，运动后疼痛加剧，跟骨结节后下部疼痛，有轻微肿胀。X线片显示：跟骨骨骺变扁平。密度呈不均匀性的增高，外形不规则，呈波浪状或虫蚀状，骺线增宽。

4. 跖筋膜炎　站立或走路时，跟骨下面痛，疼痛沿跟骨内侧向前扩展到足底，尤其在早晨起床后或休息后刚开始走路时疼痛明显，行走一段时间后症状反而减轻。

5. 退行性跟痛症　站立或行走时双侧足跟部酸痛乏力，但局部无明显压痛。X线片显示：跟骨本身稍有脱钙外无明显的异常。

6. 跟骨骨刺　足跟底部疼痛，走动后好转，晨起或休息后再开始走动疼痛明显。检查时可见跟骨结节处压痛明显，患足足弓加深，跖长韧带和跖腱膜在患足伸平时像弓弦一样在足弓处可清楚摸到。

【治疗】

1. 针刀治疗　患者俯卧于治疗床上，踝关节前缘垫一枕头，足跟朝上，将足垫稳。

跟骨骨刺：在压痛最明显处亦即骨刺的尖部进针刀，其刀口线和纵轴垂直，针体和足跟底的后平面呈60°角，进针刀深度达骨刺尖部，做横行切开剥离，三四下即可出针，将针孔覆盖好后，医者一手使患足过度背屈，同时另一手拇指向足背推顶足弓部像弓弦一样的跖长韧带和跖腱膜，做2～

3 次即可。切开剥离的位置必须在骨刺尖部，并尽量将尖锐的顶部磨平。

跖腱膜炎：在压痛最明显处稍靠前方，X 线片显示的密度增高处。刀口线与跖腱膜走行一致，进针深度达跖腱膜病灶处，行纵行切割、纵行疏通和纵行剥离手法。

跟下滑囊炎：在跟骨底部压痛处进针，刀口线与跖腱走行一致，进针深度达滑囊，用针刀穿透数下。

因足部痛感强烈，可在做针刀前，以 2%利多卡因局部麻醉为宜。或在行针刀的同时，配合泼尼松龙局部封闭，则疗效更佳。

2. 封闭疗法　用 2%利多卡因 3ml，泼尼松龙 25mg，维生素 B_{12} 500mg 混合，在痛点进行注射，4～5 天 1 次。一般不超过两次。

3. 毫针刺法　患者俯卧于治疗床上，踝关节前缘垫一枕头，足跟朝上，将足垫稳。在压痛最明显处以三根毫针，或五根毫针丛刺，从跟骨直达骨刺表面，行滞针法。留针 30 分钟，针灸可加用温针灸。隔日 1 次。

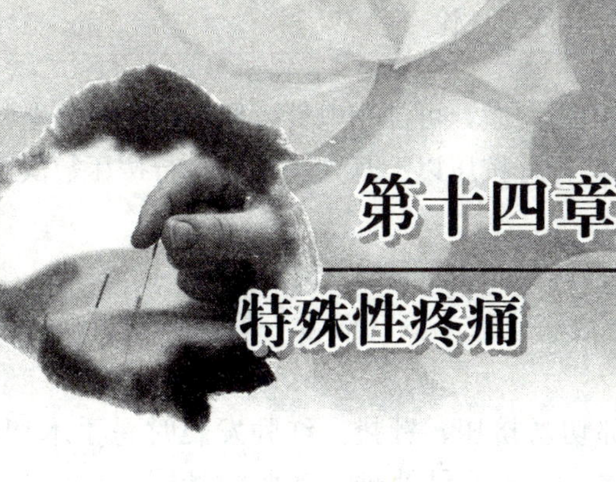

第十四章

特殊性疼痛

疔　疮

【概述】 疔疮是常见的外科急症，好发于面部和指端。因其初起形小根深、底脚坚硬如钉，故名疔疮。又因发病部位和形状不同而有“人中疔”，“锁口疔”、“蛇头疔”、“红丝疔”等名称。

本病多发于面部、手、足等处。初期皮肤上有一粟米样疮头，或痒或麻，以后渐渐红肿热痛，肿块范围为3～6cm，顶突根深坚硬。中期5～7日，肿势逐渐增大，四周浸润明显，疼痛加剧，脓头出现。后期7～10日，顶高根软溃脓，疔根随脓排出，旋即肿消、痛止而愈。轻者无全身不适，重者可伴恶寒发热等全身症状，甚至见高热烦躁、眩晕、呕吐、昏迷者，为疔毒内攻之象，称为“疔疮走黄”。若发生于四肢，患处有红丝上窜之象，称为“红丝疔”。

【治疗】

1. 体针疗法

取穴：灵台、身柱、合谷、委中。

加减：生于面部手阳明经者加商阳、曲池；生于面部足少阳经者加阳陵泉、足窍阴；生于食指端者加曲池、迎香，生于足小趾、次趾者加阳陵泉、听会；如系红丝疔可沿红丝从终点向起点处，每隔3cm点刺出血；高热加曲池、大椎；神昏加水沟、十宣。

操作；毫针刺用泻法，委中可用三棱针点刺出血。可每日1次或2次 。

2. 挑治疗法　在背部脊柱两旁，寻取丘疹样突起处，用粗针挑治，每日1次。

3. 耳针疗法

取穴：神门、肾上腺、皮质下、枕、相应部位。

操作：每次选 4 穴左右，中强刺激，可加用电针，留针半小时以上，每日 1 次。亦可针后再加用王不留行籽按压以上耳穴，每日自行按压数次。

4. 刺络放血疗法

取穴：双腘窝和肘窝部小静脉、双舌下静脉。

操作：用三棱针点刺放血数滴或数十滴，双舌下静脉点刺放血。隔日 1 次。

【按语】 疔疮初起，患部切勿挤压、针挑。红肿发硬时忌手术切开，以免导致感染扩散。如已成脓，应转外科处理。针刺病灶附近的穴位时，应严密消毒，以防感染。若发现疮顶下陷，黑色无脓，肿势扩散，寒战高热，不思饮食，恶心呕吐，烦躁胸闷，甚至神昏谵语，为败血症，系危重证候，须及时抢救。

丹 毒

【概述】 丹毒是由 A 族 B 型链球菌引起的皮肤及皮下组织的一种急性炎症，常表现为境界清楚的局限性红肿热痛，好发于颜面及下肢，可有头痛、发热等全身症状。

本病发病前常有活动期足癣，鼻、口腔内感染病灶及皮肤外伤史，皮损出现前常有恶寒、发热、头痛、恶心、呕吐等全身症状，潜伏期一般为 2～5 天。皮疹初起为红肿发硬的斑片，后迅速向周围蔓延而成为大片猩红色斑状损害，表面紧张灼热有光泽，稍微高起，境界清楚，以后皮损向外扩延，中央红色消退为棕黄色并有轻微脱屑，触痛明显。皮损部出现含有浆液或脓性分泌物的水疱或大疱时称水疱或大疱性丹毒。损害也可向他处蔓延（游走性丹毒）或在原发损害部位屡次发生（复发性丹毒）。多次复发者称慢性复发性丹毒，局部往往继发淋巴性水肿。可发生于任何部位，以小腿、颜面、前臂、手足及婴儿腹部多见。其他部位也可发生。局部淋巴结肿大。全年均可发病，但常见于春、秋两季。

【治疗】

1. 体针疗法

取穴：地机、血海、三阴交、丰隆、太冲、阿是穴。

加减：下肢者加用阳陵泉、商丘、足三里、蠡沟；头面部可加用翳风、头维、四白、合谷。

操作：毫针刺以中强刺激，留针 20～30 分钟，并加用电针，每 10 分钟运针 1 次。每日 1 次。

2. 刺络放血疗法　阿是穴，委中穴。

以三棱针或皮肤针重叩出血，加拔罐。每日 2 次。

【按语】 针灸治疗本病有一定效果，尤其是刺络拔罐，常可迅速取效。但对于病情严重者，需同时运用中西药物以加强疗效，确保安全。

急性淋巴管炎

【概述】 急性淋巴管炎系致病菌从破损的皮肤或感染灶蔓延至邻近淋巴管内，所引起的淋巴管及其周围组织的急性炎症。其临床表现为多发于四肢，浅层淋巴管炎在伤口近侧出现一条或多条红线，硬且有压痛；并伴发热，恶寒、乏力等。

【治疗】

1. 体针疗法

取穴：阿是穴、红丝附近或两旁的经穴 3～5 处。阿是穴位置：系红丝之头部和根部两处。

操作：上穴毫针针刺，得气后做中强刺激捻转提插，留针 30 分钟以上。如症情缓解，针刺或刺血穴点数可减少。

2. 艾灸疗法　在阿是穴施灸，用点燃的艾卷，从红丝的顶头部向根部缓慢移动，灸火离皮肤 3cm 左右，以患者感热而舒适为度，灸 15～20 分钟，待原来较细的红线灸成一宽而红的带，随即起针停灸。

3. 刺络放血疗法　在红丝所属经络郄穴之两端各 1 寸处，用左手拇、食指按压，使静脉怒张，右手持三棱针对准穴位速刺入 2～3mm，立即出针。如此反复左右上下点刺四五下，呈梅花形，针点距离 1～2mm，血出如珠即可。刺入手法应轻捷，不宜过深，血出不畅，可稍作挤压。术后用碘酒消毒后，用纱布包敷。每日 1 次。

【按语】 针灸治疗急性淋巴管炎，古籍早有记载。疗效很好，痊愈率在 95%以上，且大多在四五天获愈。但需积极处理原发病灶和控制感染病灶。症情较重时，卧床休息，多喝水。发热、头痛时，可对症治疗。

带状疱疹

【概述】 带状疱疹是由水痘-疱疹病毒所引起的一种非传染性皮肤病。临床上多以单侧发病，在皮肤上出现密集成簇的水疱，并伴较重的神经痛。中医称之为“缠腰火丹”、“蛇串疮”、“蜘蛛疮”等。中医学认为，本病多由于情志内伤，肝气郁结，久而化火，肝经火盛而致；或因脾失健运，蕴湿化热，湿热搏结，并感毒邪而成。

本病病原体是水痘-疱疹病毒，具有嗜神经和皮肤的特性。儿童初次感染此病毒，临床表现为水痘，或不发生临床症状为隐性感染。以后病毒进入皮肤的感觉神经末梢，经脊髓后根或三叉神经节的神经纤维向中心移动，持久地潜伏于脊髓后根神经节的神经之中。当机体免疫功能低下时，可引起带状疱疹。疱疹愈合后可获终生免疫。

本病典型症状发生之前常有轻度不适全身症状，如轻度发热、疲倦乏力、食欲不振、全身不适。在即将出现皮疹的皮肤部位皮肤不适，局部疼痛，经1～3天后在一定的神经分布区发生不规则的红斑，继而出现成群簇集的粟米至绿豆大的丘疱疹，迅速变为水疱，色透明发亮。发病2～5天内不断有新的皮疹陆续出现，沿神经走向呈带状排列，一般不超过躯干中线。数日后水疱浑浊化脓，或部分破裂，形成糜烂，最后干燥结痂脱落。

神经痛为本病的特征之一，年轻人疼痛较轻或不痛，中、老年患者疼痛明显，而且时间延续较长。发于面部的带状疱疹较危险，可致溃疡性角膜炎、脑炎等。

【治疗】

1. 体针刺法

取穴：同侧相应的华佗夹脊穴、皮损局部围针。

辨证加减：肝经郁热者加支沟、阳陵泉、太冲；脾虚湿盛者加足三里、阴陵泉；气滞血瘀者加三阴交、血海、期门。

操作：常规消毒，在距皮损边缘0.2cm处用30号1.5～2寸毫针呈15°向皮损区中心皮下围刺，针距约为1～2cm。留针30分钟，期间行针2次。

夹脊穴：与皮损部位相对应的夹脊穴（病变相应神经节段及上下各一节段）；背部，后正中线棘突下旁开0.5寸，只取患侧的夹脊穴。

操作：用30号1.5～2寸毫针向脊柱方向斜刺，进针深度0.8～1寸；针刺得气后，通电针，疏密波，频率为2/100Hz，2～3mA，强度以患者耐受为度。同一输出的负、正两个电极分别接到与病变相对应神经节段的上下各一节段的两处夹脊穴。通电30分钟后出针，每天1次。每次选用5～7穴，各穴施以中等或较强刺激，留针20～30分钟。可间歇行针，一般每日1次，5～10次为1疗程。

2. 耳针疗法

取穴：神门、肝、肺、皮质下、内分泌、皮损相应部位。

操作：每次取上穴2～3个，毫针刺，中强刺激，留针30分钟至1小时，留针中每隔10分钟捻针1次。肝经郁热明显者可用耳尖穴放血。

3. 艾灸疗法

取穴：疱疹和其周围的皮肤上。

操作：将艾条点燃，在疱疹和其周围的皮肤上做广泛性温和灸。灸至皮肤潮红为度。每日 1 次或 2 次。

4. 刺络拔罐疗法　患者取坐位或侧卧位，充分暴露患处，局部常规消毒，再以消毒后的梅花针叩刺阿是穴（各簇水疱群间皮肤），以局部微渗血为度，然后选择大小合适的玻璃罐，迅速拔按在刺络部位及病损两端。留罐 5～10 分钟，出血 3～5ml，取罐后用活力碘消毒患处，视疱疹面积大小，决定火罐的型号和数量。

5. 穴位注射疗法　取维生素 B_{12}注射液，常规皮肤消毒。按夹脊穴注入药液，每点 0.5～1ml。1～2 天注射 1 次，一般注射不超过 3 次。

【按语】 针灸治疗带状疱疹有较好的疗效，特别是带状疱疹的早期就采用针灸治疗，往往不留后遗神经痛或后遗神经痛很轻微。其发病早期虽然属于肝胆湿热证，仍可以采用灸法治疗，对于水疱的吸收、疼痛的减轻有较好的作用。皮损局部应保持十燥、清沽，以防皮损范围扩大和合并细菌感染。

术后伤口痛

【概述】 手术后伤口痛，是多种手术后常见的并发症之一。常常口服止痛药甚至注射吗啡、哌替啶亦无效。针灸对此有较好疗效。

【治疗】

1. 体针疗法

取穴：眼部手术后太阳头临泣、头维；头颈部手术后合谷、内关；胸部手术后合谷、曲池、养老、孔最；腹部手术后三阴交、足三里、阴陵泉、章门；肛门部手术后束骨、然谷。

操作：毫针刺用泻法，宜强刺激，可配合电针。留针 30～60 分钟。每日 1～2 次。

2. 耳针疗法

取穴：取相应部位的敏感点、神门。

操作：毫针针刺以中强刺激，留针 30～60 分钟。每日 1～2 次。可加用王不留行籽按压以维持疗效。

【按语】 针灸对各种手术后疼痛都有较好的效果，选穴时按照手术部位和经络走向辨证灵活选用，数种方法协同作用。

术后头痛

【概述】 手术后头痛是很常见的，尤其在腰椎麻醉后更为多见，有时手术后治疗的疾病已痊愈，而仍感头痛不止，针灸对此有较好疗效。

本病多在手术后 1～4 天出现头痛，往往持续 3～7 天，甚至 2 周以上。多见于腰椎麻醉后。头胀痛或间有跳痛，常伴有头晕，坐起时加重，甚至不能坐起和下地活动。已排除其他病因，且查无明显阳性体征可确诊本病。

【治疗】 体针疗法

取穴：合谷、列缺、阿是穴。

加减：额部痛加头维、印堂；颈部痛加太阳，头维；枕部痛加风池、天柱；巅顶及全头痛加百会、前顶、后顶。

操作：毫针刺用泻法，宜强刺激，可配合电针。留针 30～60 分钟，每日 1～2 次。

【按语】 脊髓麻醉后并发症以头痛最为常见。脊髓麻醉后头痛的原因，一般多归咎于脊髓穿刺创口不愈合，脊髓液长期外漏，以致脑脊液压力降低所致。几乎所有患者都能在针后立即止痛。有的于针后若干小时后可能再发，但疼痛程度较未针前均有显著减轻，经继续针治可使头痛完全消失。

癌症疼痛

【概述】 癌症疼痛是恶性肿瘤最常见亦是最痛苦的症状之一。在肿瘤发展过程中，70％～87％的患者有不同程度的疼痛，而肝癌、胰腺癌、骨肉瘤等常一开始就有疼痛发生。

现代医学认为，肿瘤本身引起的疼痛与肿瘤所在的部位、生长形势和速度有关。如腹腔内肿瘤生长到一定程度。在推移触诊检查时才有疼痛，但是一旦破溃刺激到腹膜，疼痛明显加重，如直肠癌浸润生长，影响直肠时肛门和会阴部会有明显疼痛，肝肿瘤造成肝包膜破裂，产生剧痛等。肿瘤继发疼痛多因肠腔梗阻或继发感染所致。

癌症疼痛产生的原因主要是肿瘤本身所产生的疼痛，常见于肿瘤压迫、浸润神经，造成神经鞘内神经纤维狭窄或神经营养血管被瘤细胞所闭塞，使神经纤维处于缺血状态而产生疼痛。有包膜、筋膜、骨膜等被膜的器官组织，因肿瘤的增大，造成对被膜的牵引刺激，这些被膜神经较为丰富，因而产生疼痛。肿瘤压迫、浸润循环系统，使肢体供血不足产生缺血性疼痛。如果静脉或淋巴回流障碍时，会因致痛物质聚积而产生疼痛，肿瘤的体积增大填塞或压迫造成空腔脏器狭窄或阻塞，使之通过障碍，积气或积液对管道器官的牵张刺激，造成平滑肌长期紧张收缩及管壁缺血，亦会产生疼痛。另外，也有认为癌痛与癌瘤治疗的后果、并发症、后遗症以及精神心理因素等有关。

根据所患癌症器官，可分为脑瘤痛、鼻咽癌痛、喉癌痛、肺癌痛、乳腺癌痛、胃癌痛、肝癌痛、肾癌痛、膀胱癌痛、骨肉瘤痛等，也有根据常见的疼痛的部位，分为胸痛、腹痛、骨痛等。

中医学根据疼痛的部位、性质及伴发症状灵活采取脏腑辨证、经络辨证、气血津液辨证等不同辨证方法选取穴位，并与镇痛特效穴配合运用。常见的分型有毒邪蕴结、血瘀阻络、肝郁气滞、阳虚寒凝、血虚失养、风寒客邪等。

【治疗】

1. 体针疗法

取穴：主穴：合谷、内关、支沟。

加减：胸痛配丰隆、少府；胁肋痛配太冲、丘墟；腹痛配足三里、三阴交。并根据原发病变或疼痛部位配合背俞穴。

操作：选用30号1～1.5寸针，虚证施以补法，实证施以泻法。根据患者体质留针0.5～1.5小时，每10～15分钟行针1次，每日1～2次，10日为1疗程。

2. 第二掌骨全息疗法

取穴：取两手第二掌骨桡侧疼痛的最敏感点为针刺点。根据第二掌骨桡侧最远端到最近端依次代表头、颈、胸、腹、盆腔及下肢等原则，左半身疼痛取左手、右半身疼痛取右手全息穴位，上半身疼痛取远端、下半身疼痛取近端全息穴。

操作：治疗时选用30号1～1.5寸针灸针垂直或与皮肤呈30°角徐徐进针1.5～2cm，留针30分钟，每隔5分钟捻转数次。每日1次，10日为1疗程。

3. 耳针疗法

取穴：主穴取咽喉、食道、贲门、胸、膈。

配穴：取交感、神门、三焦、内分泌、皮质下、肾上腺、肝、肾。

操作：每次选2～3穴，用30号0.5寸毫针，刺入耳穴2～3分，留针40～60分钟，两耳隔日交替1次。

【按语】 一般癌症早期多无疼痛，而晚期又多有相当严重的疼痛，是晚期痛症患者的主要痛苦之一。疼痛多以剧烈、持续、常伴有一系列相关系统功能紊乱和体质恶化、严重干扰病人精神状态为特征。

癌症早期虽然手术是治愈和获得远期疗效的可靠手段，但目前一是早期发现难，二是根治率较低，而放、化疗副作用较多，中西医结合治疗常可以提高疗效。针灸治疗虽然只是对症治疗，但关键是把握辨证，认清初期标实、后期本虚的特点，也可以取得短期较满意的止痛效果，进一步改善患者生存质量。

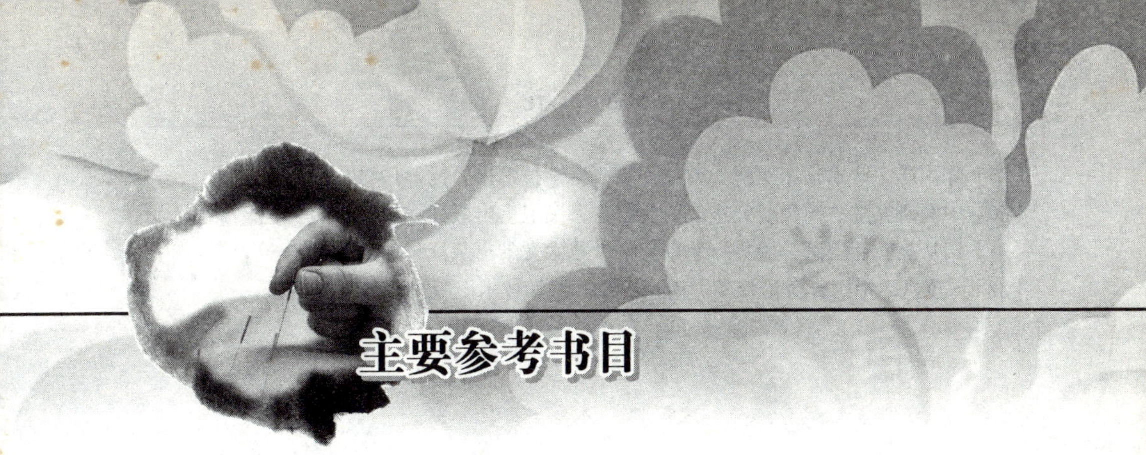

主要参考书目

[1] 山东中医学院．黄帝内经素问校译．北京：人民卫生出版社，1982.

[2] 陈璧琉．灵枢经白话解．北京：人民卫生出版社，1963.

[3] 南京中医学院医经教研组．难经译释．上海：上海科学技术出版社，1961.

[4] 张仲景．伤寒论．重庆：重庆人民出版社，1955.

[5] 皇甫谧．针灸甲乙经．第 2 版．北京：人民卫生出版社，1982.

[6] 葛洪．肘后备急方．北京：人民卫生出版社，1982.

[7] 孙思邈．备急千金要方．北京：人民卫生出版社，1982.

[8] 王执中．针灸资生经．上海：上海科学技术出版社，1959.

[9] 李梴．医学入门．清代道光二十年庚子广城福文堂刻本．

[10] 高武．针灸聚英．上海：上海科学技术出版社，1961.

[11] 杨继洲．针灸大成．第 2 版．北京：人民卫生出版社，1984.

[12] 杨医亚．针灸处方集．上海：上海科学技术出版社，1958.

[13] 孙学全．针灸临床集验．济南：山东科学技术出版社，1980.

[14] 杨永璇．针灸治验录．上海：上海科学技术出版社，1985.

[15] 刘冠军．针挑疗法．长春中医学院（内部资料），1981.

[16] 仲远明．针灸学．南京：东南大学出版社，2009.

[17] 王凡．疼痛针灸推拿特技大全．北京：中国中医药出版社，2002.

[18] 何广新．疼痛针灸治疗学．北京：中国中医药出版社，1994.

[19] 贺普仁．针灸治痛．长春：科学技术出版社，1987.

[20] 张吉．针灸镇痛机制与临床．北京：人民卫生出版社，2002.

[21] 田克义．常见痛证针灸治疗．北京：中医古籍出版社，2003.

[22] 张仁．急症针灸．北京：人民卫生出版社，1988.

[23] 方吉庆．急症针灸集验．济南：山东科学技术出版社，1988.

[24] 殷克敬．急症针灸治疗学．西安：天则出版社，1989 年．

[25] 刘冠军．急症针灸备要．长春：吉林科学技术出版社，1989.

[26] 吴旭．急症针灸学．南京：江苏教育出版社，1999.

[27] 周志杰．临床急症针灸治疗学．西安：陕西科学技术出版社，1998.

[28] 焦国瑞．针灸临床经验辑要．北京：人民卫生出版社，1981.

[29] 陈积祥．针术临床实践．西安：陕西科学技术出版社，1984.
[30] 中医研究院．针灸研究进展．北京：人民卫生出版社，1981.
[31] 田从豁．针灸医学验集．北京：科学技术文献出版社，1985.
[32] 邱茂良．中国针灸治疗学．南京：江苏科学技术出版社，1988.